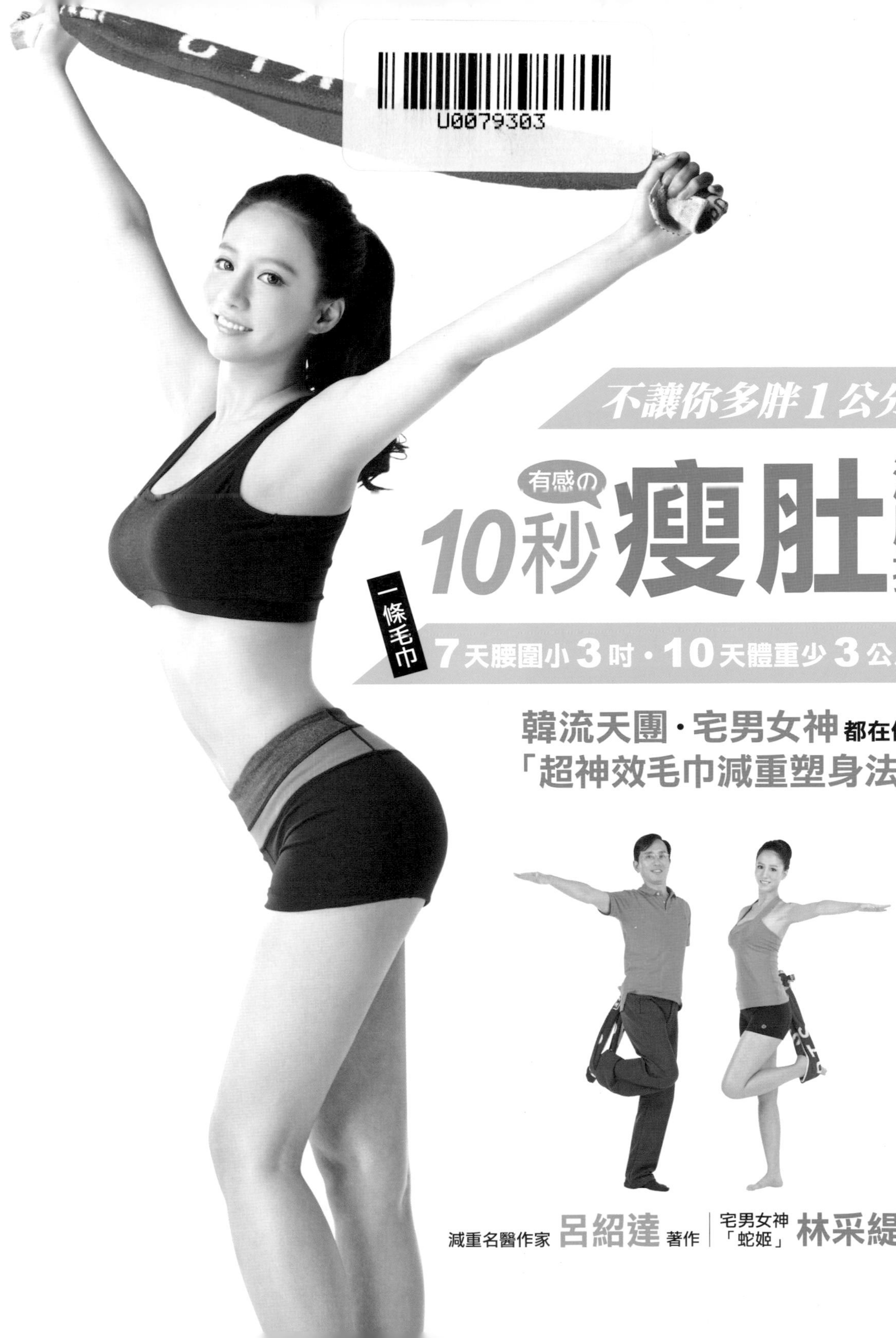

不讓你多胖1公分！

一條毛巾 有感の10秒瘦肚減肥操

7天腰圍小3吋．10天體重少3公斤！

韓流天團．宅男女神都在做的

「超神效毛巾減重塑身法」！

減重名醫作家 呂紹達 著作｜宅男女神「蛇姬」林采緹 體驗示範

推薦序 1

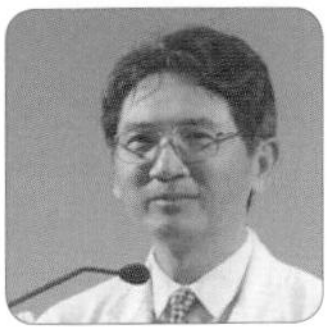

毛巾操有助成功「減重」，更是「抗癌」好運動！

呂紹達醫師是我敬佩的學長，「樂於分享、與人為善」是他的人格特質，無怪乎成為大家尊崇的好醫師。他力行養生之道，自創多種毛巾健身操，並且將這套操式無私地傳授給他人，所以，到了呂醫師的診所，除了醫病，更能促進健康——成為他的病人，真有福氣！

《不讓你多胖1公分！10秒有感の瘦肚減肥操》已經是呂醫師同系列的第四本書了。在本書中，他提到有關**「內臟脂肪」對於人類文明病的衝擊**，並透過毛巾操與飲食控制，讓前來門診的減肥者都成功瘦下來，原本的「三高」（高血壓、高血糖、高膽固醇）也得以穩定控制。

身為專責照顧癌症病人的醫師，我們在臨床上觀察到一個現象，那就是**「過度肥胖」或「只胖肚子」的人，比起身材標準者，罹患癌症的情況確實來得較多**。由此可知，「肥胖是病」並非嚇唬人，而是真實數據的呈現。此外，我也要藉此機會提醒大家，「大腸癌」已成為台灣民眾最好發的癌症，深究其因，除了「遺傳」之外，「肥胖」和「腸道排空不順」更是重要因素。

我每天都在與癌友並肩作戰，但是，也常為病人「抗癌成功、卻失去好的生活品質」而感到扼腕。因此，在看到呂醫師的著作之後，我格外感到欣喜，因為本書讓我們能夠深入了解毛巾操的功能，藉由搭配學習書中的動作，不但有助減重，更非常適合癌友「全齡、多效、簡單」的運動保健需求。我深信，透過呂醫師這本實用的好書，只要「去實踐」，不但可以找回健美自信，也將對身體帶來更多意想不到的好處。

謹以此序，感謝呂醫師對民眾和癌友「健康促進」的用心。

基隆長庚醫院癌症中心主任・基隆長庚醫院血液腫瘤科醫師・癌症希望基金會董事長

王正旭

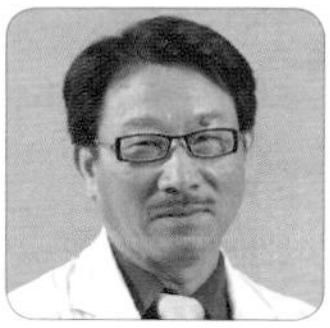

推薦序 2

免動刀！利用毛巾操，打造「完美體態」！

我和紹達是醫學系同學，認識至今已三十九年，雖在不同領域行醫，但我們都認同健康醫學最重要的一環並非「治病」，而在於「預防」。尤其現代人享受文明之福，卻也深受文明之毒。近年因為「肥胖」到我院裡求診的病患，可說是急增無減。但我總是告誡病人，雖然整型技術日新月異，但最根本的健康之道，**還是「飲食控制」與「運動習慣」**。

一天，我在電視上看到紹達的公益健康廣告，發現他是如此年輕活力；最近一次冬天聚會，還見他僅著短袖、毫無寒意。原來，紹達深入研究「養生防胖」之術，而且開發的**「瘦肚減肥毛巾操」**更是簡單實用！對於社會大眾來說，實為經濟實惠、又隨時可做的**「預防醫學加值運動」**，值得多加學習推廣！

群英整形外科集團董事長‧前長庚醫院一般整形及美容外科主任

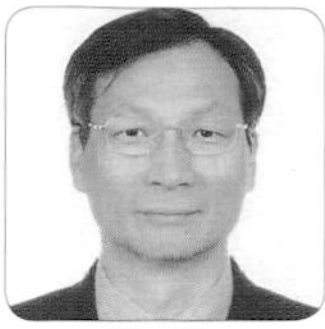

推薦序 3

一條毛巾，讓我治好痠痛、減肚成功！

我與呂醫師相識多年，他十分關心和照顧我的身體，除了傳授獨到的養生見解，也悉心傳授他研究多年的毛巾操，沒想到藉由一條毛巾，竟然改善我多年調整時差的困難；也因為長期不間斷地在睡前做毛巾操運動，讓我的失眠及筋骨痠痛病症已經大大改善，更難能可貴的就是我重拾年輕時的活力，人也跟著神清氣爽。

欣聞呂醫師在行醫之餘，願將研究多年的毛巾操集結成冊造福大眾，推出新作《不讓你多胖1公分！10秒有感の瘦肚減肥操》，**在書中呂醫師以簡易的毛巾操動作、搭配正確的飲食概念，輕鬆達到「瘦肚減重、健康養生」的美體訴求**。相信在正確的保健觀念及實踐方法指引下，大家一定都能跟我一樣，愈活愈健康！

乾坤科技股份有限公司董事長

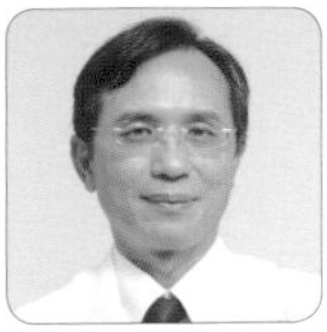

作者序

一條毛巾瘦肚子，身材變好，人更健康！

不知不覺中，我的毛巾操系列著作竟然已經出到了第4本，而這樣的「發展」，真是我當初開始練毛巾操時，從來沒料想過的事！這3年來，每一次出書，都讓我有新的體悟，除了很高興能透過「有系統」的整理，把自己所知道的保健方法告訴大家。

這次新書之所以會選擇以「**瘦肚子**」為題，最主要因為：有這種苦惱的人實在太多了！來門診找我的病人中，不論是年輕小姐、青壯上班族，還是中年男子、歐巴桑，即便身材瘦瘦的，也總有「小腹凸」、「啤酒肚」、「水桶腰」的困擾，除了影響身材體態，也嚴重影響健康。因為，許多疾病的根源都和「內臟肥胖」有關，例如：高血壓、糖尿病、高血脂、心血管病、中風，乃至於脂肪肝、肝癌等。而事實上，「肚子胖」就是「內臟肥胖」的表徵，因為內臟脂肪大都囤積在腹部，**只要發現腰圍變粗、肚子變大，那肯定就是內臟脂肪又增加了。**

為了幫大家有效率的「瘦肚子」，所以在本書中，我先點出「肚子變胖」的原因和檢查法；再教大家利用毛巾做「很快讓肚子瘦下來」的動作，只要掌握「**一個動作維持10秒鐘**」的原則，立即就能感受到「毛巾瘦肚減肥操」對身體帶來的改變。

特別一提的是，本書也收錄我幾位病患做毛巾操瘦肚減重的實例，以及出版社邀請「**宅男女神**」林采緹小姐親身示範做見證。素以「蛇姬」形象活躍於演藝圈的她，十分重視身型保養，所以，我設計出幾項「**加強兩側腰線**」、「**拉提腹部肌肉**」等動作，讓大家藉由她的示範演練，簡單掌握「一條毛巾瘦肚子」的奇效！如果你還在為怎麼瘦肚子而困擾，相信我！只要跟著本書做，很快就能擺脫討人厭的胖肚、成功瘦下來！

呂紹達 謹誌

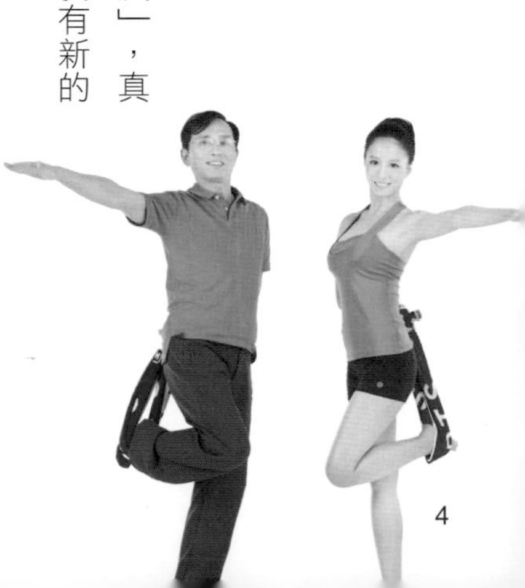

不讓你多胖1公分！

一條毛巾 10秒有感の瘦肚減肥操

7天腰圍小3吋・10天體重少3公斤！

韓流天團・宅男女神都在做的「超神效毛巾減重塑身法」！

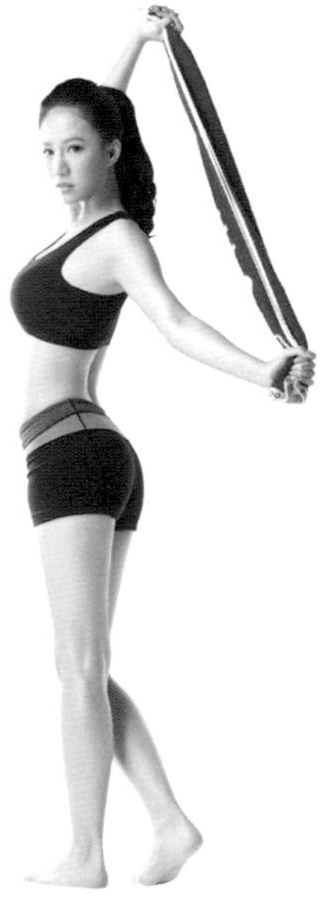

PART 1

小腹哪裡來？

10種原因，讓肥油牢牢積在腰腹！

身材走樣、生理老化，都從「一肚子壞油」開始！

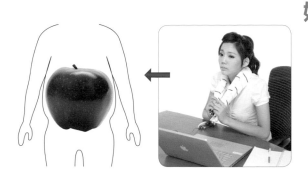

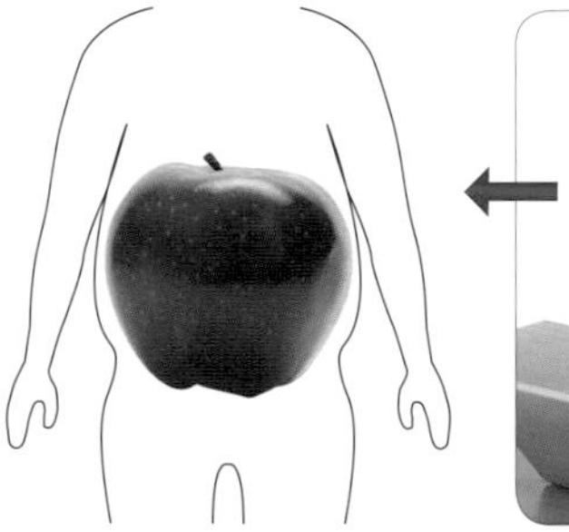

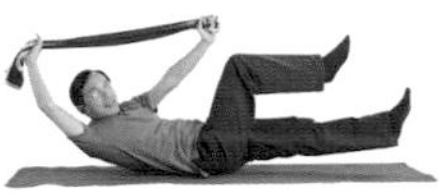

PART 2 毛巾能甩油？

醫師掛保證，「毛巾瘦身」合乎科學原理！——

從日本風行到韓國，有效才能流傳全亞洲！

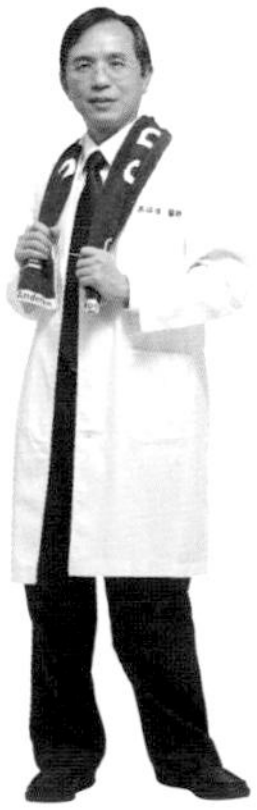

PART 3 拉毛巾燃脂！

瘦肚子就從打擊「壞油」開始！——

只要10秒鐘，一個動作就能消去腹部脂肪！

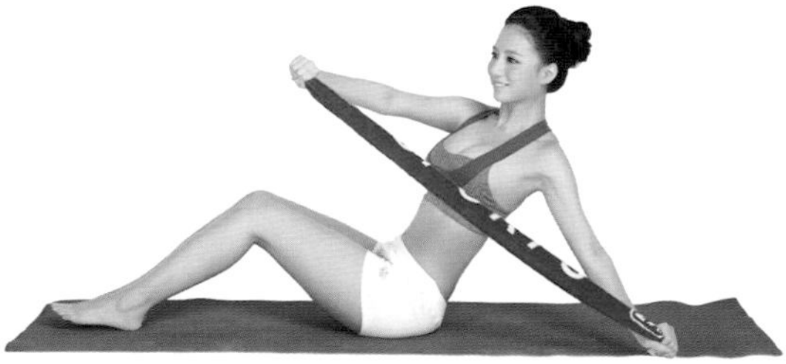

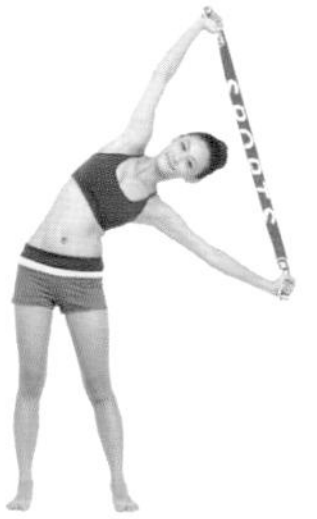

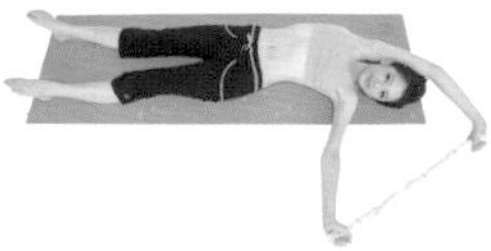

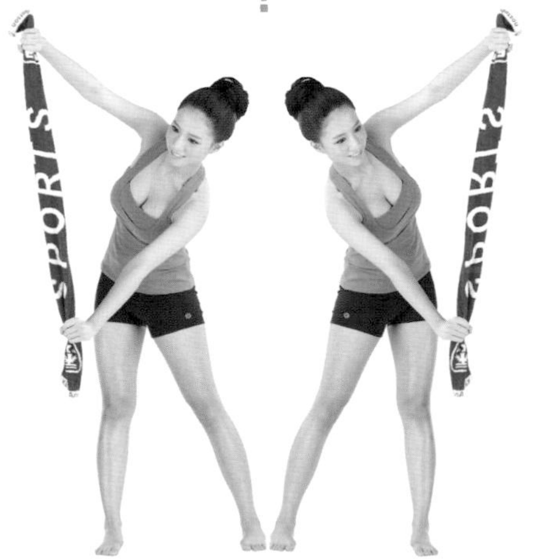

靚爆S線

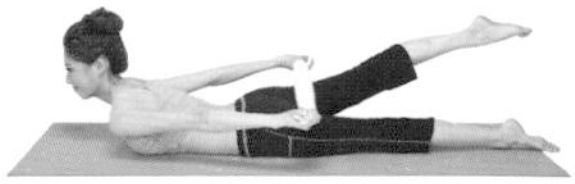

PART 6

加分瘦肚法！

平日這樣做，肚子就能小一號！——

減重門診大推廣的「養瘦」生活實踐法！

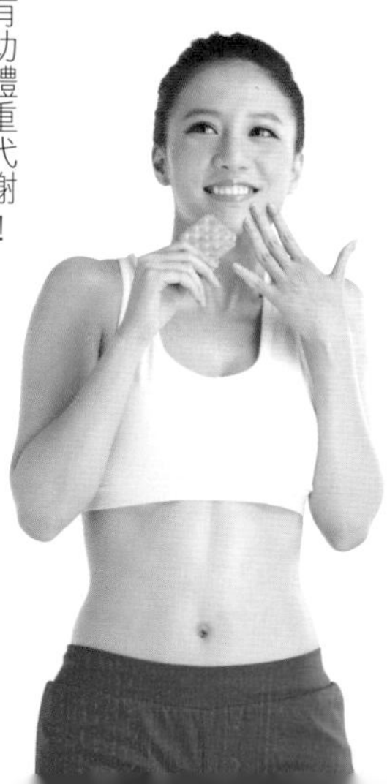

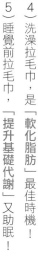

【數字會說話！】你一定要知道的「毛巾瘦肚減肥操」驚人見證！

從明星到素人都在練，99%肚子一定瘦的塑身法！

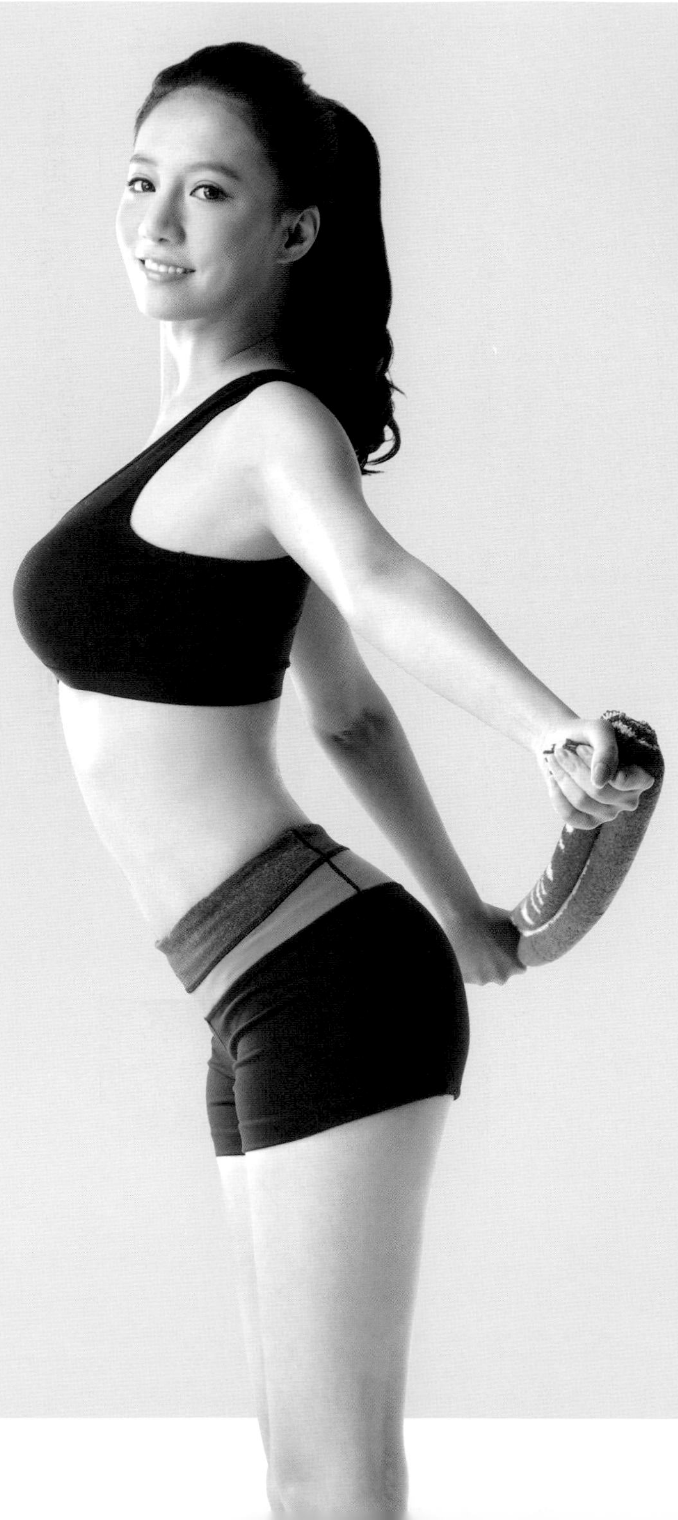

毛巾操實例見證❶ 韓流天團Super Junior前主唱

韓庚

一週4次毛巾操，半個月甩油9公斤！

毛巾操減重：75公斤↓66公斤

二〇一二年十月，韓流天團Super Junior的前主唱韓庚向媒體公開，曾在二〇〇七年因為過年回家狂吃，一度「吃肥」到75公斤！後來靠著**「飲食控制＋毛巾操＋腿部操」，在半個月瘦了9公斤！**

近年他固定每週做4次毛巾操，與宛如「蛤蟆功」的「腿部縱向訓練」保持66公斤的精實身材（身高181公分）。

韓庚自創的毛巾操，著重在胸肌、臂肌、腹肌的訓練。他利用毛巾沒有彈性、又耐拉的特性，加入重量訓練的原理，用雙手緊握毛巾與肩同寬，在朋友協助下，以半蹲一邊前後拉伸毛巾，來鍛鍊二頭肌，每次做20下，每回做3輪完成。

他表示健身不在於肌肉大小，而是重視肌肉精實和身材線條，因此每次都多方鍛鍊：手臂線條、腹肌深層肌肉、腰側線條，以**加強軀體核心「腹肌的平衡控制力」**。

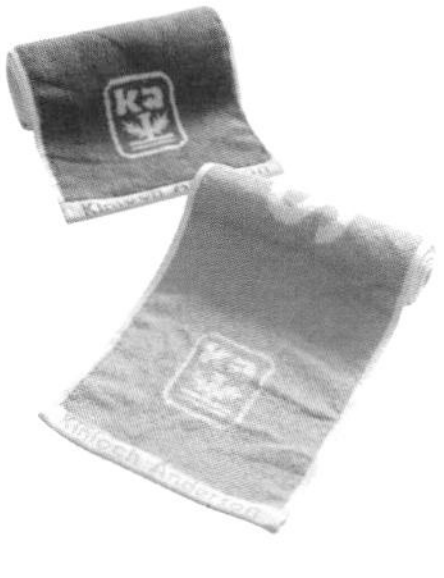

CASE 1

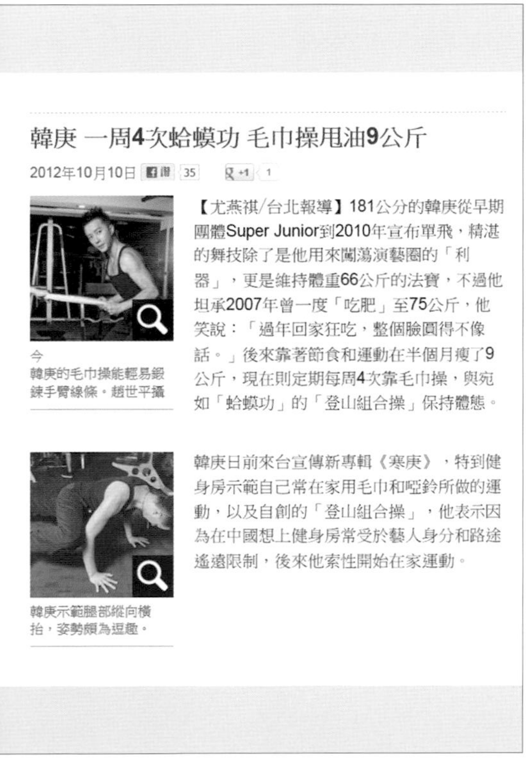

韓庚 一周4次蛤蟆功 毛巾操甩油9公斤

2012年10月10日

【尤燕祺/台北報導】181公分的韓庚從早期團體Super Junior到2010年宣布單飛，精湛的舞技除了是他用來闖蕩演藝圈的「利器」，更是維持體重66公斤的法寶，不過他坦承2007年曾一度「吃肥」至75公斤，他笑說：「過年回家狂吃，整個臉圓得不像話。」後來靠著節食和運動在半個月瘦了9公斤，現在則定期每周4次靠毛巾操，與宛如「蛤蟆功」的「登山組合操」保持體態。

今 韓庚的毛巾操能輕易鍛鍊手臂線條。趙世平攝

韓庚日前來台宣傳新專輯《寒庚》，特到健身房示範自已常在家用毛巾和啞鈴所做的運動，以及自創的「登山組合操」，他表示因為在中國想上健身房常受於藝人身分和路途遙遠限制，後來他索性開始在家運動。

韓庚示範腿部縱向橫抬，姿勢頗為逗趣。

◀報導畫面截自／蘋果日報網站（http://www.appledaily.com.tw/appledaily/article/entertainment/20121010/34563781）

林采緹

一個動作10秒鐘，拉毛巾HOLD住23吋纖腰！

毛巾操維持：45公斤＋三圍33D、23、35

CASE 2

「大家以COSPLAY動漫人物『蛇姬』認識我，讓我有機會接觸到各種性感演出的寫真、戲劇、歌舞、廣告等工作！不過，其實**我屬於易胖體質，剛入行時最胖曾經到55公斤**！當時為了上鏡頭能更纖瘦，我戒掉油炸、甜食、調味飲料；每餐只吃七分飽；晚上7點後不吃東西；而且每天跑步至少15分鐘。2個月下來，減到45公斤，方法算很健康，也謝謝經紀人一邊督促我維持不復胖。

最近，經紀人介紹我和減重名醫呂紹達院長認識，醫師教我做這套『瘦肚減肥毛巾操』，隨時隨地都能拉伸運動，**在我無法去跑步、跳舞時，繼續幫我燃脂活力、維持身材！**

呂醫師提醒我身材管理的3大觀念：一是人體的基礎代謝率是年年下降的，要維持好代謝率，**『主要要靠運動習慣來加強』**，畢竟光是擇食的成效有限。再者，**『控制腰圍，比控制體重更重要。』**肚子局部變胖，不但會破壞身材，往往也是慢性病的病灶，男性、女性都一樣要關心。

尤其，**『好身材不是一味追求瘦』**，所以，毛巾操幫我們燃脂減重，還能練出緊緻的線條、勻稱的三圍比例，對挺胸、收腹、翹臀都提供上提力，這是像我這樣上身豐滿的女生，最高興見到的效果！」

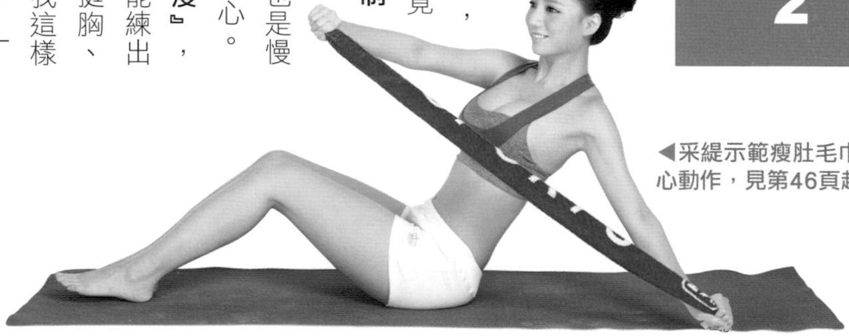

◀采緹示範瘦肚毛巾操核心動作，見第46頁起。

毛巾操實例見證❸ 熟女音樂工作者

趙君孟

一條毛巾讓我 6個月瘦28公斤、腰圍小10吋！

毛巾操減重：110公斤→82公斤

「起初去找呂醫師看減重門診，是因為我的體重一度高達110公斤，**引發高血壓、頭痛、氣喘、肝發炎等病症**，導致我的音樂工作全部停擺，只能在竹東家裡靜養。呂醫生建議我，除了用藥物控制高血壓，還要積極減重，飲食控制和運動要雙管齊下。所以我開始騎單車、爬山健走、做毛巾操。

做毛巾操兩個半月後，做健康檢查已經減重12公斤；半年來瘦了28公斤。而且，已經沒有肝發炎狀況，皮膚也變好了！最重要是，血壓從178/100降到128/80 mmHg，達到健康範圍。

過胖的人不適合做劇烈運動，一開始我還擔心做毛巾操燃脂量不夠，但做30分鐘後卻汗流浹背，筋骨被拉開，有又累又舒服的奇妙感受。漸漸練一個月下來，肚肉明顯變少，腰線也重見天日！前幾天還被呂醫生誇是胖子界的小S：『**胖得有線條呢！**』

目前我距離標準體重還有15公斤，在繼續努力中。希望大家也能跟著呂醫師的毛巾操動作，重新找回健康和身材曲線。透過毛巾操一拉一推，藉此促進代謝、刺激淋巴，也能導正姿勢、活化自律神經，同時達到養瘦抗老、不疲不痛的多重效果。相信38歲的我都能成功瘦下來，各位的健美效果一定會更棒！」

CASE 3

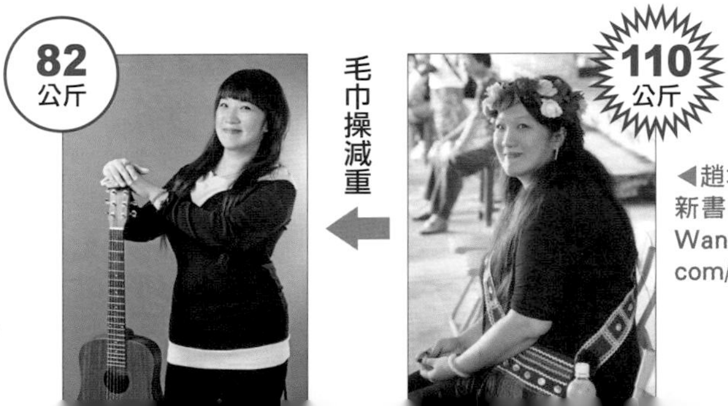

◀趙君孟瘦了28公斤後，開心為呂醫師新書的見證序拍沙龍照！（圖／Jason Wang攝／臉書交流：www.facebook.com/chao.chunmeng）

陳曉君

從68公斤的「歐巴桑」，到50公斤的「美魔女」都靠毛巾操！

毛巾操減重：68公斤→50公斤

CASE 4

「在美容師的職業生涯裡，美麗與健康一直是我所追求的。『鍾楚紅』是我的偶像，也曾經是朋友給我的封號。但是怎麼也料想不到，經過短短幾年，我居然腫成了**『胖子界的鍾楚紅』**！體重直線飆升，從50～60～68公斤……，眼看快突破70大關！

會認識呂紹達醫師，是一次看他在電視節目上對減肥症狀、瘦身毛巾操的分析與指導，講解相當切中我需，說明也深入淺出，燃起我多次減肥失敗後的企圖與希望；於是我報著姑且一試的心情，來找呂醫師就診。

經過全身健康檢查，及專業的問診諮詢，我詳細了解目前的健康狀態，以及形成肥胖後的後遺症；呂醫生也幫我規劃完整的減肥計畫，學習正確的飲食方式，以及針對**『中度肥胖』**和**『熟齡女性』**的毛巾操，搶救我逐漸流失的肌力線條。

這半年來，我**不用打針吃藥**，就成功瘦回『50公斤的鍾楚紅』；因為把毛巾操自然融入到生活中，有效纖塑三圍曲線、緊實肌肉，連帶讓體力和皮膚也跟著變好。而且，正確的減重和運動過程，帶給我許多的快樂與自信！

呂紹達醫師不但是減肥方面的良醫，也是鼓勵我實踐堅持與毅力的生活良師。**因為成功，所以我推薦大家做毛巾操！**」

68公斤

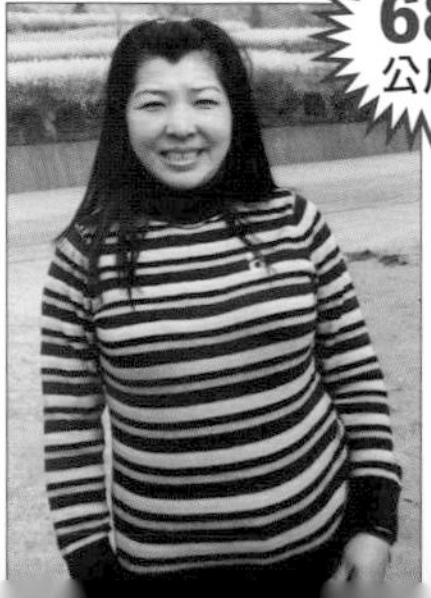

毛巾操減重

50公斤

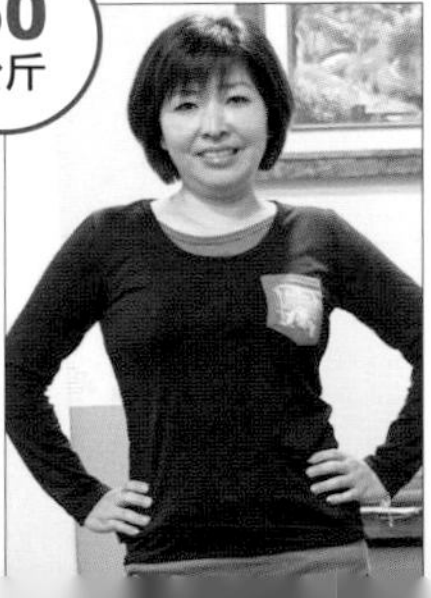

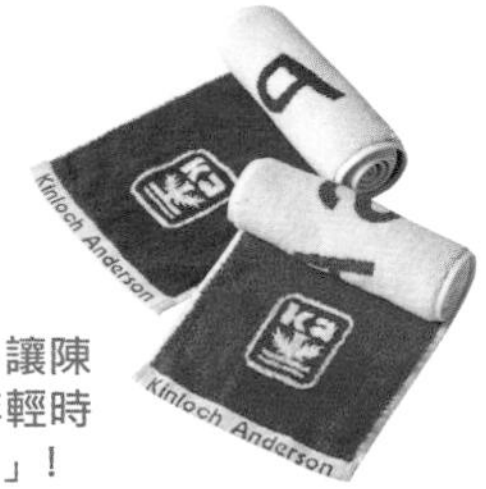

◀勤做毛巾操，讓陳曉君重新返回年輕時的「鍾楚紅時代」！

毛巾操實例見證⑤ 知名米食業者

顏載華

天天拉毛巾，7天腰圍小一號 20年的啤酒肚完全消失！

毛巾操減重：95公斤↓75公斤

CASE 5

「從小我有一副傲人的身材，身高180公分、體重75公斤。自由車是我的強項，更是我的興趣！

但身為自由車手，膝蓋退化就是職業傷害，疼痛腫脹使得生活大大改變。又加上家族經營米食業（風谷油飯），身為經營者更是嚐遍各種美食。運動量減少，又愛吃美食的我，身材也跟著改變。最讓人困擾的是，體重增加使得膝蓋負荷更重，讓我不得不轉向醫師求助。

呂醫師是我多年的朋友，他除了為我治療膝蓋問題外，更提醒我要減重。一開始，我單靠節食瘦下來的身材，無法和過去結實的身材相比，一度氣餒。但反觀呂醫師年紀比我年長許多，胸前腹部沒有一絲贅肉，且展現腹肌線條，讓我好生羨慕，我趕緊請教呂醫師的養瘦之道，原來就是三餐定食定量，以及勤做毛巾操！

一開始呂醫師耐心指導我做毛巾操，但我還是難免疑惑它的成效，沒想到**做不到5分鐘，兩側腰已經有瘦緊的感覺！**

回家之後，我每天都照醫師的囑咐做操，不久就體重變輕，肚圍縮小更是明顯，跟了我20年的啤酒肚還竟然不見了！因此，我秉持一貫熱衷分享的心情向大家推薦，呂醫師最新著作**《不讓你多胖1公分，10秒有感的瘦肚減肥操》**！」

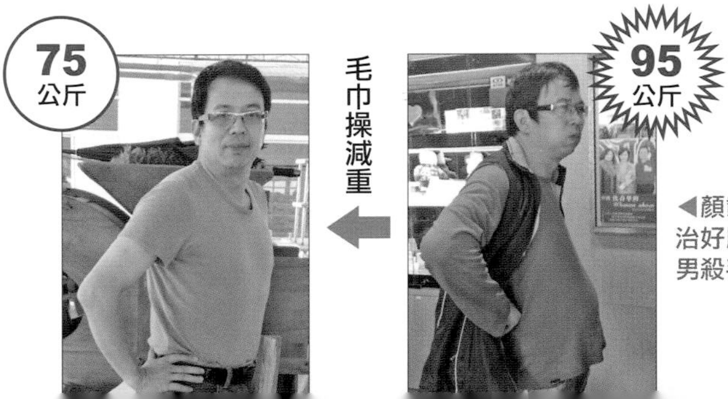

◀顏載華靠勤做毛巾操，不僅治好膝蓋痛的問題，也減去熟男殺手的「大肚腩」。

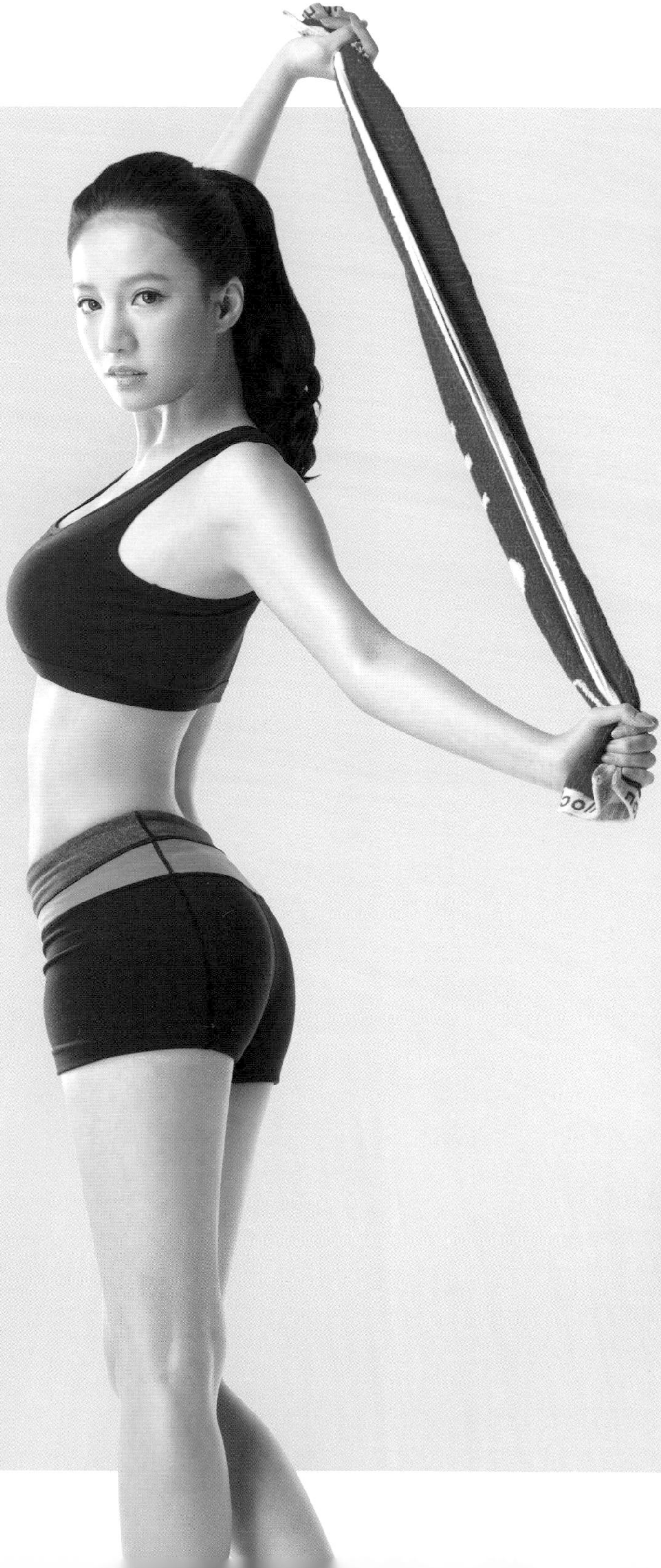

PART 1

【小腹哪裡來？】

身材走樣、生理老化，都從「一肚子壞油」開始！

10種原因，讓肥油牢牢積在腰腹！

1分鐘速查！

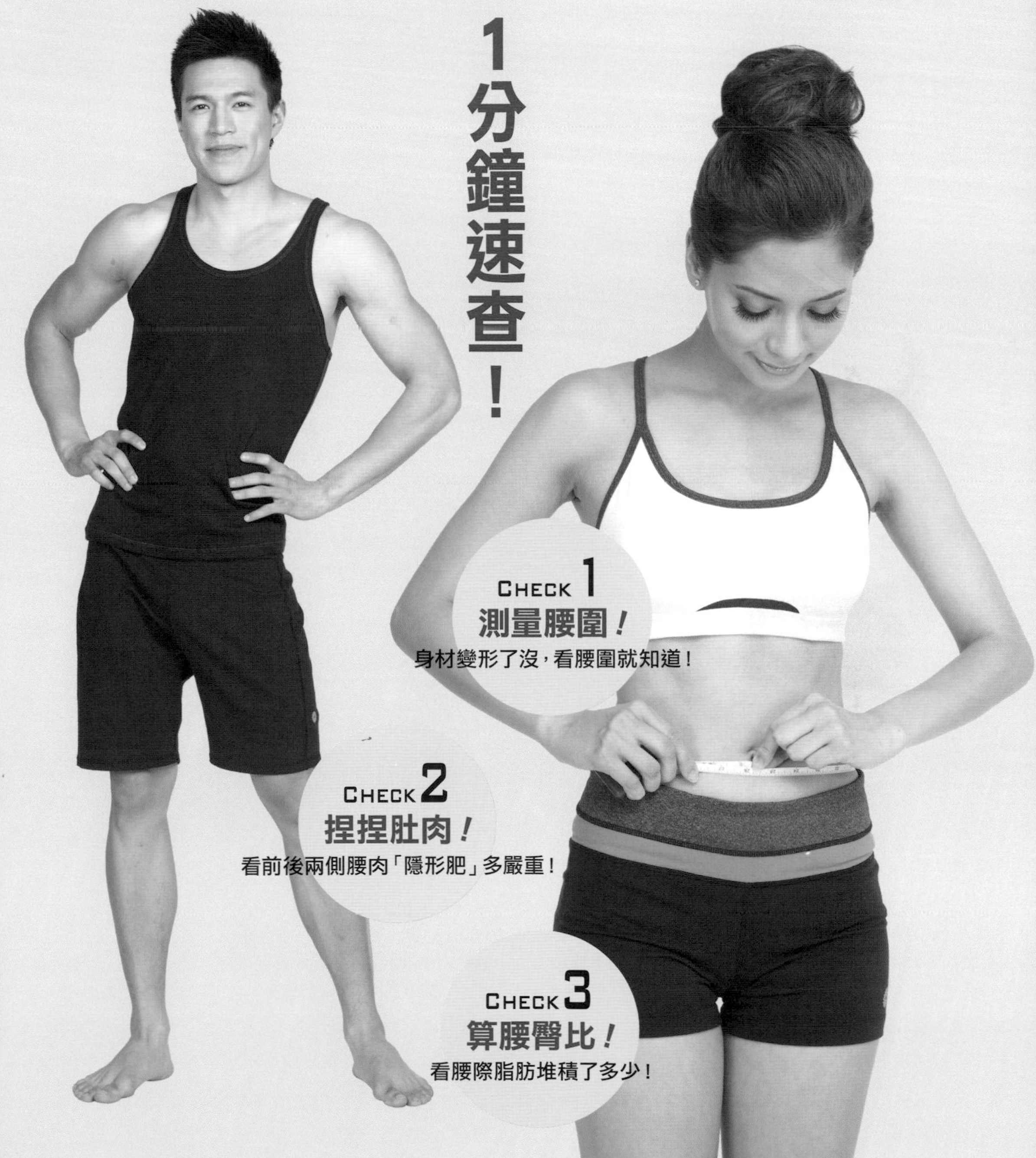

CHECK 1
測量腰圍！
身材變形了沒，看腰圍就知道！

CHECK 2
捏捏肚肉！
看前後兩側腰肉「隱形肥」多嚴重！

CHECK 3
算腰臀比！
看腰際脂肪堆積了多少！

3項指標，算算你藏了多少肚油？

不論是男生、女生；不管是體重過重、體重標準，都有可能演變成蘋果型、西洋梨身材，腰腹胖的問題都會隨著年紀、作息一直糾纏著越來越大！有3項簡單又明確的指標，讓你隨時自我掌握肚子是不是已經「露油」！——經常自測**「量腰圍」**、**「捏捏肚」**、**「腰臀比」**！

指標1 量腰圍！

＞測出你體型的腰圍表面積！

根據衛生署肥胖標準定義，**「腰圍」**是考量重點，女生80公分以下（31.5吋）、男生90公分以下（35.5吋），較能避免**「代謝症候群」**等慢性病；標準較世界衛生組織（WHO）嚴格，主要是降低內臟脂肪面積擴大，而引起病變的風險。

｛腰圍正確測量法｝

❶脫除腰部衣物，輕鬆站立，雙手自然下垂。

↓

❷皮尺繞過腰部，高度位於能通過肚臍的圓周，緊貼而不擠壓皮膚。

↓

❸維持正常呼吸，於吐氣結束時，量得腰圍。

腰圍 VS. 肥胖狀態對照表

定義	性別	正常	過重
我國衛生署肥胖標準	男生	＜90公分（35.5吋）	≧90公分（35.5吋）
	女生	＜80公分（31.5吋）	≧80公分（31.5吋）
世界衛生組織肥胖標準	男生	＜102公分（40.1吋）	≧102公分（40.1吋）
	女生	＜88公分（34.6吋）	≧88公分（34.6吋）
身材 & 健康狀態		不油健康族群！	油害慢性病危險群！

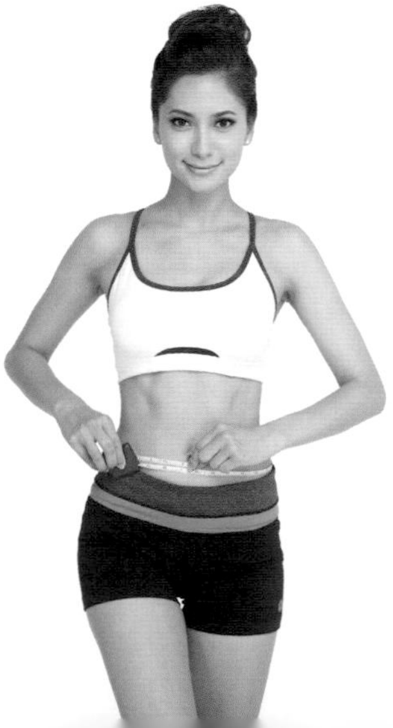

指標 2 捏捏肚！＞測出你體內的內臟脂肪比率！

{ 捏肚肉脂肪測量法 }

❶輕鬆站立，略微挺出腹部。

⬇

❷試著捏起肚臍旁邊的皮肉。

⬇

❸看看捏起部分的厚度有沒有超出4公分。

國人上班族有約4成3的體脂肪率超標。利用捏捏肚子肉，可分辨自己肚子大是「內臟肥胖」或「皮下脂肪」類型。如果能**捏起肥肉超過4公分**，表示腹內囤積的是皮下脂肪；相反的，如果腰圍大、但捏不太出肥肉，就是隱性肥胖，很可能是內臟脂肪型肥胖，慢性病危機較大！

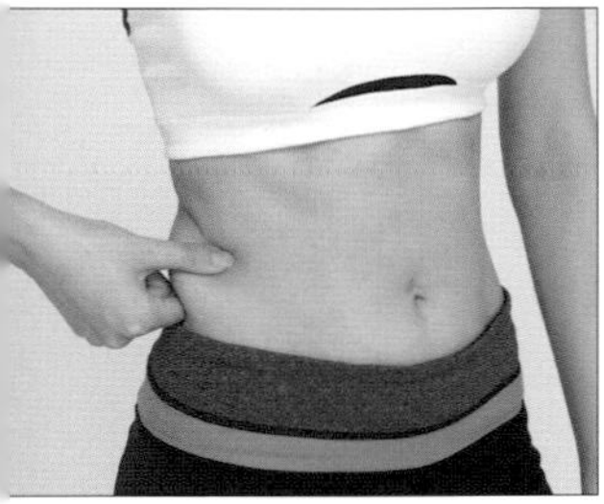

內臟脂肪 VS. 皮下脂肪 捏肚粗估肥胖類型表

腹部脂肪	脂肪肥胖類型
腰腹平坦＋捏不出肚肉≦4公分	標準族群
腰腹圓凸＋捏不出肚肉≦4公分	內臟脂肪肥胖
體重腰圍標準＋捏出肚肉＞4公分	多為皮下脂肪肥胖
體重腰圍超標＋捏出肚肉＞4公分	皮下脂肪＋內臟脂肪綜合肥胖

指標 3 腰臀比！＞測出你體內的內臟脂肪囤積程度！

{ 腰臀比計算法（WHR：Waist To Hip Ratio）}

腰臀比 ＝ 腰圍 ÷ 臀圍

⬇

舉例：女性腰圍34吋，臀圍38吋，
腰臀比 ＝ 34 ÷ 38 ＝ 0.89

⬇

糟糕！落在「肥胖」範圍，必需減重了！

腰臀比 VS. 肥胖狀態對照表

腰臀比	女性	男性
標準	0.7～0.8	0.85～0.9
肥胖	＞0.85	＞0.95

「腰臀比」數值與健康密切相關，因為它反映出腹部脂肪囤積程度，亦即是否有「內臟型肥胖」的問題。因為根據醫界研究警告，**腰圍每增加1公分，中風的機率就增加2%**，可別掉以輕心！

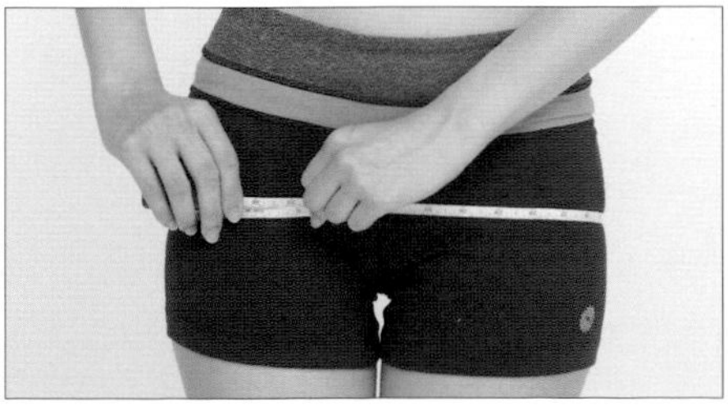

吃得不多，體重標準，為什麼還是有小腹？

以為壓力大會瘦。錯！身體會拚命製造脂肪，不瘦反胖！

原因1 過勞肥！

〈你過勞肥嗎？〉根據「中華民國肥胖研究學會」調查發現，台灣20~50歲上班族的體脂肪率有4成超標；而30歲以下的上班族，可能因久坐少動，或喜愛甜食、速食與碳酸飲料，體脂肪率超標更高達5成。**另外，每天工作超過12小時者，每2人當中，就有1人體脂肪率超標！**這警告我們——「超時工作，和體脂肪率呈正比危機，千萬別任其發展！」

〈越忙、越累會越瘦？〉一般人認為越忙越累應該體重會變輕，事實上，當人長期處於壓力下，會分泌「壓力荷爾蒙」（又稱：可體松），**這種荷爾蒙為了要讓人體有足夠的能量對抗壓力，會發出訊號，讓吃進去的熱量轉變成脂肪儲存起來，促進身體將多餘的血糖合成為脂肪**，並讓大腦對「飽」的敏感度變得遲鈍，讓人不知不覺吃得比平常多。但現代人的壓力來源，多是長期、不需消耗體力的動腦工作，熱量無從消耗，只好囤積而肥。

〈肚子大=典型的過勞肥！〉長期超時工作，勢必會影響到正常的作息時間；不正常的作息會降低代謝率、導致體脂肪積增，形成肥胖。而上班族、學生族長期伏案工作、吃完東西後也坐著，食物積在胃腸或把胃撐大，造成腰腹肥胖（**粗腰、胃凸、鮪魚肚**）和腸胃病，久之往往形成中廣型身材，曾幾何時，**「S曲線」已經變成「O字型」**！

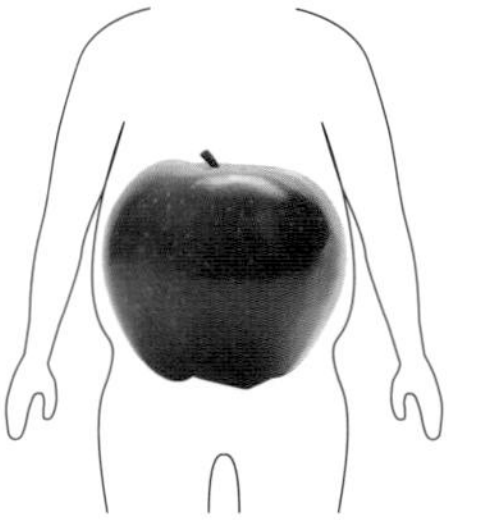

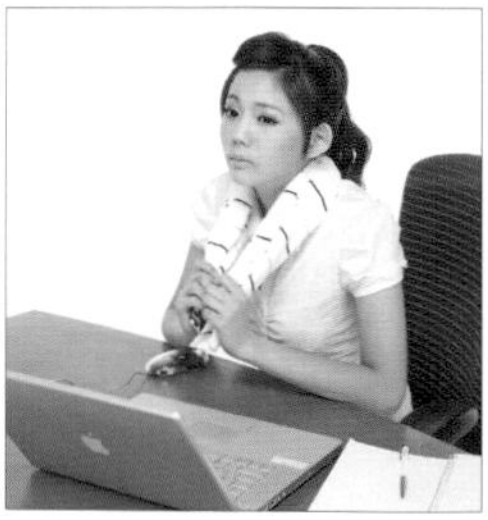

▲超時工作、久坐少動是現代人「居胖不下」的最大主因。

原因2 初老肥！

30歲後代謝會速降，食量不變也會胖！不運動更胖！

〈年過30歲，喝水也會胖？〉是不是常覺得，明明食量沒變大，卻愈來愈胖？關鍵在於「代謝力」會老化；從30歲開始，新陳代謝率每10年約降低5%。假設每天正常吃1千8百卡，10年來不變，到35歲你還能穿下M號衣服，45歲就要穿L號了。

〈新陳代謝是燃脂的主將！〉**「基礎代謝率＝BMR」**（Basic Metabolic Rate），是胖瘦的關鍵密碼。它是一個人整天靜止不動，身體仍需維生的熱量消耗比率，以維持心跳、體溫、呼吸等基本運作；有些人很瘦，怎麼吃都吃不胖，就和BMR高有關。

我們也可參考營養學常用的**「基礎能量消耗＝BEE」**（Basal Energy Expenditure），基礎代謝能燃燒身體熱量的60～70％，而運動佔20％、消化食物僅佔10％，可見其重要性。根據Harris-Benedict公式來計算BEE，會合併考慮性別、實際體重、身高、年齡等要素，算法如下——

〈練肌力維持代謝率，偷偷瘦！〉**基礎代謝要提高，主要得看肌肉的多寡。**每磅肌肉（約0.45公斤）1天可燃燒30大卡熱量。

但肌肉流失的速度令人心驚，不論男女在「前更年期」，每年會開始流失半磅的肌肉（約0.25公斤）；進入更年期後，肌肉每年流失1磅，如果不運動加強，65歲時將流失全身近一半肌肉，基礎代謝會變慢2～3百大卡，不胖也難。

基礎代謝率（BMR）／基礎能量消耗（BEE）算法

❶ **成人 BMR**＝男性每小時、每公斤體重需熱量約 1 大卡；女性約 0.9 大卡

❷ **男性 BEE** ＝66＋(13.7× 實際體重公斤)＋(5× 身高公分)－(6.8× 年齡)

❸ **女性 BEE** ＝655＋(9.6× 實際體重公斤)＋(1.8× 身高公分)－(4.7× 年齡)

[**幼童期**]：嬰兒期基礎代謝率佳，1、2歲時是成人的2～3倍；到孩童期會略降。

[**青春期**]：基礎代謝率又上升，18～25歲達新高點，轉為穩定。25歲開始下降。

[**中年期**]：肌肉量、荷爾蒙遞減。50歲與25歲比，代謝率降至約70%，最易發胖。

[**老年期**]：肌肉量比青壯年減少50～60%；基礎代謝率也只剩約幼童期的50%。

原因3 菸酒肥！

喝酒等於喝糖水；抽菸會讓脂肪傾向腹部堆積！

〈小酌成癮？有酒就有菜？〉**酒精主要成份是醣類，但是是身體需求之外的熱量，多會轉化為脂肪，且可能囤積在內臟變成「脂肪肝」**。啤酒一瓶350毫升、或乾杯3次的熱量就有150大卡，配上重鹹多油的熱炒或小菜，往往聚會一餐，就吃喝超過一日所需熱量。

〈抽菸會瘦？戒菸會胖？〉根據美國近來研究顯示，戒菸後體重增加只是一時的現象，長期而言對體重並沒有影響。而歐洲研究指出，**抽菸者比較容易過重，而且胖在肚子上**；每天抽16支菸以上的菸槍，比從未抽菸者的「腰圍」與「腰臀比」要高；且有較高的「體脂肪率」，並且有堆積於腹部的傾向。

原因4 愛甜食！

喝飲料、吃甜食，等於直接往身體堆脂肪！

〈甜食不只指糖果！〉飲料、餅乾、糕點、糖果……凡是加工食品中常添加的「高果糖糖漿」，都是肥胖炸彈。因為相較於複雜的糖類蔗糖、黑糖等需靠體內酵素慢慢分解，精煉過的高果糖糖漿甜度可達140～170，**在肝臟中的代謝傾向於生成脂肪，但易增加饑餓感及造成脂肪囤積，尤其會囤積在腹部**。

此外，包括全麥麵包、果汁、優酪乳，甚至醬油膏、烤肉醬、香腸等**鹹味食品，也含有一定的糖**。國外就有網站把各種食品中的糖份列出來，像一碗玉米片含糖量可能從1顆到6顆方糖；一匙烤肉醬可能有3顆半的糖；紅燒肉可能有50公克糖。

〈微糖就沒關係？〉建議大家**選擇含糖量較低的原味玉米片；或添加一半燕麥；把果汁換成新鮮水果等**，以降低糖份攝取量。或以市售手搖飲料來說，一杯「全糖」奶茶的含糖量近100克（將近20顆方糖），只要改選「微糖」，就能減少10顆糖；然後再從「微糖」改選「無糖」，又能再減10顆糖。

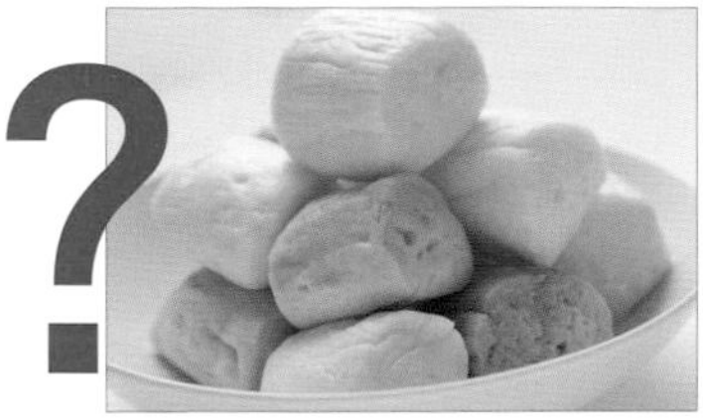

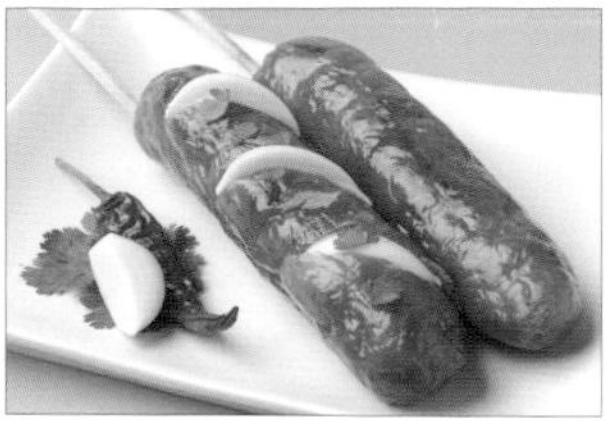

◀加工食品、甚至鹹味食品製作過程中，也可能加糖，要仔細檢查成份説明，並盡量選擇天然食材，注意攝取量。

原因5 常吃冰！

身體以為受侵害會自動增加脂肪，保護腹腔內臟！

〈體溫驟降，想吃保暖！〉冰品會影響脾胃運作，妨礙全身的代謝循環，使得腹部內臟感到寒冷，身體便會開啟防禦作用，累積脂肪來幫忙保暖；不僅小腹容易產生，大腿、臀部看起來也浮腫。吃完冰後，胃裡溫度下降，血液散熱速度變慢，**大腦對吸收營養熱量會反應遲緩**；即使體內熱量已經足夠，還是一直感覺吃不夠，食慾就像無底洞！

〈影響血流、代謝變差！〉再者，冰品下肚，血管會收縮，使血流變慢，血液溫度也下降。而血液中含三酸甘油脂、膽固醇等脂質，想像它們就會**像奶油遇冷而凝結，使血流越來越不順**，連帶使得各個內臟細胞代謝變差。

原因6 更年期！

小腹變大，是為了囤積足夠的脂肪製造雌激素！

〈更年期一定會變胖？〉台灣50~59歲女性，約半數腰圍大於標準的80公分（31.5吋）；不少患者就問我，「為什麼體重沒增加，肚子卻變大很多？」其實，這是由於**荷爾蒙改變，卵巢分泌的雌激素降低，身體會自動大量囤積脂肪，以備有足夠的脂肪細胞製造雌激素**。荷爾蒙的合成和肝臟、腎上腺有關，腰部的脂肪細胞離它們最近，所以製造雌激素最有效率，此時，脂肪容易堆積在腰部，以幫助女性順利度過更年期；此時若不控制腰圍，小心容易增加心血管病、乳癌、子宮內膜癌、卵巢癌、大腸癌等發生率。

〈鈣、維生素D＝防胖救星！〉統計指出，更年期女性的肥胖率約增加3倍，而停經3年內，平均會胖2.6公斤。為了預防更年期發胖，美國研究結果提醒，**適當補充鈣、維生素D可幫助中老年女性控制肥胖，提高生活品質**。鈣和維生素D能促使脂肪細胞衰減，並阻止新的脂肪細胞生長，故能控制體重增加。

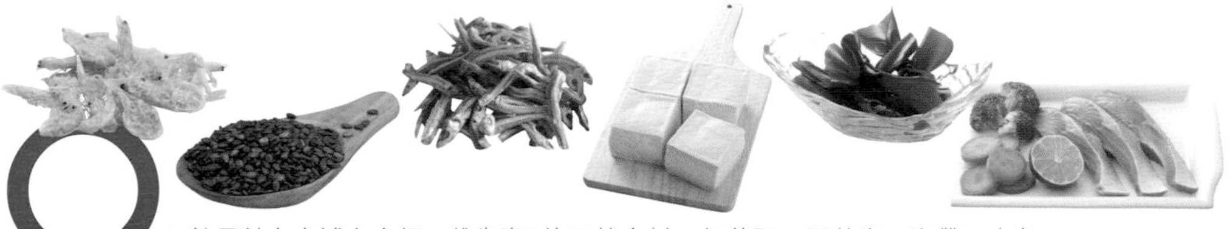

▲熟男熟女多補充含鈣、維生素D的天然食材，如黃豆、黑芝麻、海帶、小魚乾、蝦米、鮭魚，有助防胖，也防治骨質疏鬆症，維持體態挺立。

原因7 產後胖！

產後6個月脂肪未定型，一旦錯過減肥難度就變高！

〈掌握產後6個月黃金減重期！〉懷孕期間，大量脂肪會囤積於下腹部；**產後6個月內，脂肪仍呈流動狀**，因此塑身要把握此時；一旦超過黃金期，想瘦就變得加倍困難。**產後胖分成「脂肪堆積」與「肌肉鬆弛」兩問題**；其中，**「腹直肌鬆弛」**是造成肚皮變形的主要原因。腹直肌於懷孕時被撐開而變得鬆弛，如果產後沒有多鍛練，腹部核心就鬆垮垮的，肥油自然也賴著不走。

〈脂肪、鬆弛是兩大害！〉產後除了腹直肌容易鬆弛，內臟脂肪也容易隨之凸出在腹部。如果用手能抓出一大圈油，多為單純的脂肪問題；如果僅能抓出一點點油脂，但肚子仍呈下垂，則可能是腹直肌鬆弛而致。建議可多做**「低衝擊運動」**，例如伸展操、毛巾操或水中漫步，並特別加強訓練腹肌力量，盡早塑回腰腹曲線。

原因8 常便秘！

腸子被廢物堵塞，久而久之腹脹、肚子大！

〈兩天沒便、硬便難解？〉**一週解便不到3次**、硬便難解、需費很大力氣才能解便都算便秘。長期便秘，宿便會積在大腸裡，甚至小腸的絨毛中，那些廢物毒素使腸子失去篩檢、吸收、排泄作用，形成結石卡腸，不僅會腹脹大肚，還可能使腸道發炎潰瘍、致癌率高；如果**毒素隨血液二度循環到全身**，將增加更多病變機率。

〈多運動防便秘！〉要防解便秘，應養成每天運動的習慣，提升代謝力、腹肌力，刺激腸胃蠕動，並每天準時如廁。此外，建議每日飲水8~10杯，多吃含水量、膳食纖維高的海藻類、菇類、蔬果、蒟蒻等，尤其要避免油炸食物和冰飲一起吃。

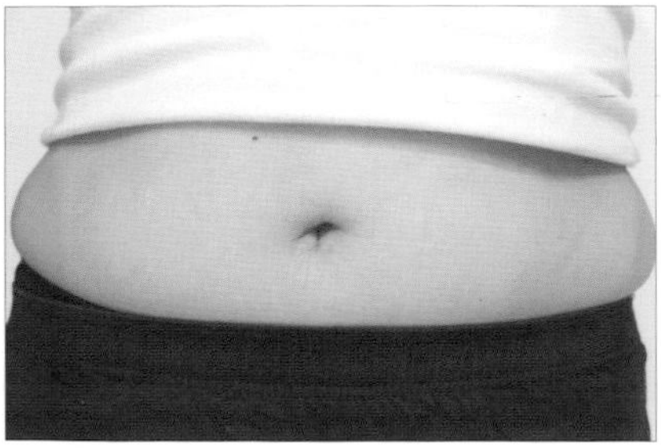

▶ 懷孕使腹直肌被撐鬆，產後想成功塑身，「腹肌鍛鍊」和「消除脂肪」要兼顧並進。

原因9 亂減肥！

過度節食，身體更渴望想吃高糖、高脂的食品！

〈少吃、不吃就會瘦？〉正確的減重纖瘦，不是「少吃多動」，應該是**「吃對多動」，要對量、對時、對症。**研究顯示，在短時間內反覆減下體重，會影響大腦處理壓力，細胞長期處於饑餓狀態，身體更加渴望吃東西；只要一點食物下肚，細胞就會瘋狂吸收，反而容易發胖或復胖。

〈停止玩饑餓遊戲！〉一下吃少、一下吃多，會增加心理壓力，大腦細胞的DNA結構也會出現變化，更想吃高脂肪、高糖的垃圾食物。當節食減重後恢復正常飲食，可能更想慰勞自己而吃過量，或多吃甜點、油炸類。而這樣食物最愛堆積在腹部，也因此即使體重數字下降，但肚子和小腹始終還是那麼大。

原因10 穿錯鞋！

造成骨盆前傾的元兇，肚子會不自覺凸出來！

〈鞋子跟腰圍有關？〉日常姿勢也是腹部突出的關鍵。像女生愛穿高跟鞋，腳跟會一直被提高，身體為維持平衡，骨盆就必需前傾。長期下來，腰椎的弧度會變大、**不自覺會「骨盆前傾」。據調查，國人有高達6成的女性有骨盆前傾、伴隨小腹凸出的困擾。**

〈骨盆歪斜就會胖！〉另外，久坐者常有**「骨盆後傾」**的狀況，原本腰椎連接骨盆處應有的弧度會變平直，造成胸椎、腰椎與骨盆連成一條直線，**會不自覺駝背、臀部扁平**。重心的錯位會使腰間的肌肉受到壓迫而疼痛；核心肌群不穩定，則易使肌力變弱、小腹外凸。

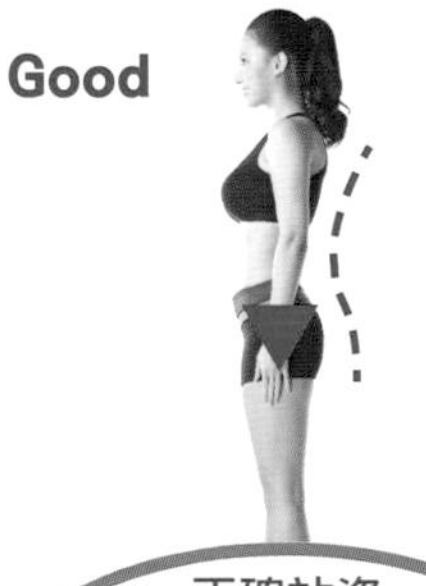

正確站姿

側面看背脊呈小S型；骨盆正看、側看都呈倒立正三角形。

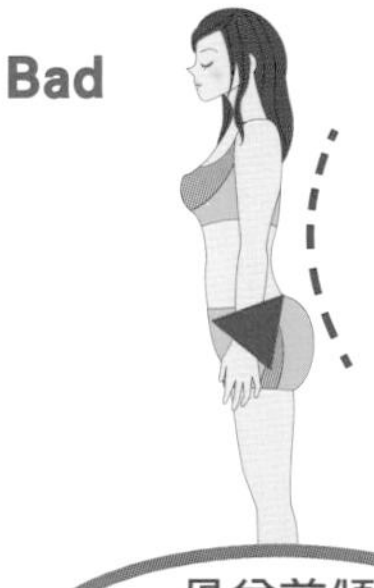

骨盆前傾

明明已經站挺，但是臀部明顯後翹、小腹凸出。

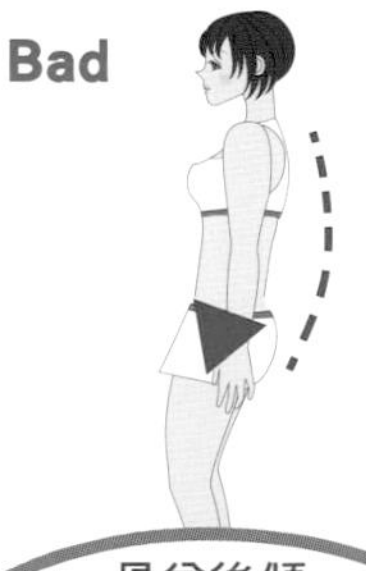

骨盆後傾

因為駝背、腰椎弧度過於平直，經常感到腰痠背痛。

解惑篇

Check It Out！

身體歪斜會引發小腹下垂、脂肪囤積等骨牌效應！

☐ **你長期坐姿凹斜？習慣靠背坐、拱背蜷伏、翹腳等不良坐姿，會導致腹肌鬆弛積油。**

☐ **你久坐又少運動？辦公久坐少動，最易使腹部深層肌變鬆；飯後坐著會變本加厲！**

☐ **你總是彎腰駝背？駝背也會使腹肌變鬆弛、骨盆前傾，很瘦者也會下腹凸出！**

☐ **你剛生完小寶寶？內臟、肚皮因懷孕而移位，腹腔肌肉被撐大，肚大鬆弛待改善。**

☐ **你喜歡穿低腰褲？低腰褲勒在下腹，腹肉往下擠、腰肉往外溢，完全失去約束力！**

「不良姿勢」與「肥胖」有密切的關係。**不正確的姿勢**會讓肌肉失去張力與平衡力，影響到體態身型。前文提過國人有6成女性有「小腹」困擾，即是因為骨盆前傾所造成。其他像骨盆後傾、彎腰駝背、脊椎側彎等，骨盆歪斜問題會引發筋肌骨和神經痠痛，血液及淋巴循環不順暢，代謝遲滯，使得脂肪堆積在腰腹，還會影響水份代謝，讓人變胖又浮腫。而且隨骨盆脊柱的扭曲、髖關節走位，使得腹部下垂。

肌肉是天然塑身衣，一旦肌力衰弱讓脂肪扶搖而上！

歪斜的姿勢讓肌肉變鬆弛，而「**肌力不足，人就會變胖。**」首先，我們要知道軀體主要是肌肉與骨骼組成，身體任何一部分出現歪斜、變形，會使得肌肉的使用量、受壓力集中在某一邊，讓這邊肌肉變硬，另一邊肌肉逐漸衰弱；這樣一來，肌肉變硬的地方會越來越壯碩，為了平衡肌肉量少的地方，就變成脂肪的天下，造成代謝停滯，之後想減重就加倍困難！

肌肉是人體天然的塑身衣，肌力豐盈，才能撐起體態身型，同時維持良好的新陳代謝；否則即便瘦，也是鬆軟無力，容易病痛纏身。而增加「肌肉量」最有效的方法就是，做毛巾操之類的有氧伸展運動，以專注的意識、腹式呼吸發力方式，帶動肢體拉伸扭轉，以同步增加心肺功能和肌肉強度。當你擁有緊實的肌肉，才能呈現出流線的性感曲線。

矯正姿勢，關鍵是調整「身體軸心」，腰腹就能小3吋！

如何矯正姿勢、改變體態的關鍵，就在於調整「身體軸心」。所謂「身體軸心」，是**以脊椎為中心軸、骨盆為基底**，衍生出來的肌肉、骨骼等身體架構。

你可以閉上眼，想像有一個人從你的頭頂中心直直地往上拉起，你會發現背部挺直、小腹自然內縮、骨盆回正，這無形的感覺即是「身體軸心」在幫忙把體態歸位。

因此，當你發現自己開始出現常態的腰痠背痛、吃少卻小腹壯觀，或有骨盆歪斜、脊椎側彎等情形，就要隨時拉直自己的體態，使骨盆腔歸正、脊椎挺直。只要能夠經常微調回最正確的位置，不但不會腰痠背痛，預防抽筋浮腫，還能夠輕鬆正確的牽引肌肉的力量，有效燃燒多餘脂肪，達到瘦身效果。

肌肉多 VS. 脂肪多 好壞比一比！

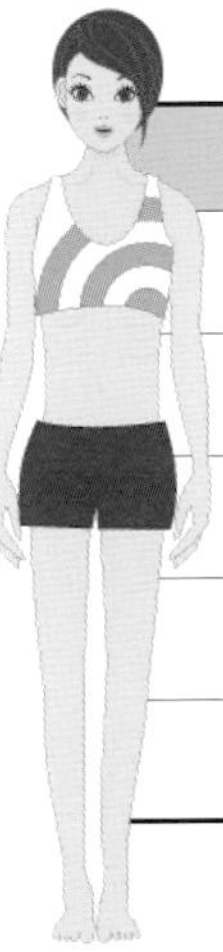

肌肉多的好處	脂肪多的壞處
消耗卡路里多。	消耗卡路里少。
新陳代謝快。	新陳代謝慢。
肌肉體積小、身型纖瘦。	脂肪體積大、身型寬胖。
肌肉像活期存款較易燃燒。	脂肪是定期存款很難減。
易瘦體質。	易胖體質。

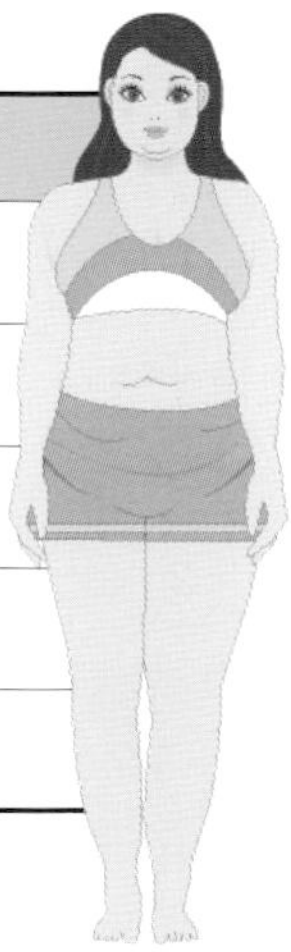

小心！壞油已經潛入身體而不自知！

試想，當你的愛車加到「壞油」，會造成車子引擎縮缸、管路零件受損，甚至提早報銷！車子都不能接受「壞油」，如果換成是我們寶貴的身體呢？

究竟，你平常讓身體吃進的是「好油」還是「壞油」？還是片面被體重數字誤導，以為看起來不胖就健康？如果你常出現以下症狀，就該警覺身體很可能已經陷入**「油災」**了！

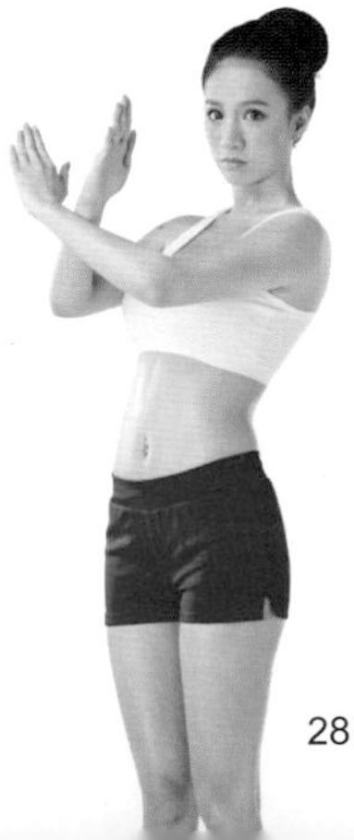

「壞油」入侵症狀自我檢查表

此表若打「V」超過 1 項以上，小心！你已經被壞油入侵身體！要趕緊調整飲食、運動習慣，並落實健檢計畫；早日除油，才不會積習成病。

是	否	症　狀
		1. 體重過重，BMI 值大於 24 ？ ★ BMI ＝體重公斤 ÷ 身高公尺 ÷ 身高公尺
		2. 體脂肪男性大於 25%，女性大於 30% ？
✓		**3.** 腰圍男性大於 90 公分（35.5 吋）？ 女性大於 80 公分（31.5 吋）？
		4. 腰圍 ÷ 臀圍，男性大於 0.95 ？ 女性大於 0.85 ？
		5. 壞膽固醇（LDL）高於 160mg/dl ？ 好膽固醇（HDL）男性低於 40mg/dl ？ 女性低於 50mg/dl ？
		6. 三酸甘油脂高於 150mg/dl ？
		7. 有脂肪肝？
		8. 肝、膽容易發炎？
		9. 時常有疲累倦怠感？肩頸僵硬？
		10. 身體常有不明痠痛？
		11. 皮膚容易過敏、起疹、發癢？
		12. 青春痘、面皰問題嚴重？
		13. 情緒穩定度不佳，容易發脾氣？
		14. 對垃圾食品，油炸物有依賴感？
		15. 荷爾蒙障礙？ （內分泌失調、經痛、經期亂……）
		16. 免疫力下降，容易生病感冒？
		17. 有糖尿病？糖尿病併發症加劇？
		18. 有癌症？

堆積在肚子的油都是「壞脂肪」，死亡率高出6倍，小心「胖死」！

脂肪不全是壞東西，畢竟它是人體必需的6大營養素之一。人體內有兩種脂肪質：**「血脂」**指血漿裡的中性脂肪，包括：三酸甘油脂、膽固醇、磷脂等，它們會隨著血液在體內遊走；而**「固體脂肪」**指在身體某些地方積聚的脂肪。

若體內有100克多餘脂肪，大約80克會存到腸子和內臟，變成「內臟脂肪」，這是因為食物在腸胃消化，多餘的脂肪自然先在消化道積聚。而另外的20克就會儲存於皮下為「皮下脂肪」。從內科方面觀察，「內臟脂肪」已經證實是引發疾病的重要誘因。

內臟脂肪主要存在於腹腔內臟，當過多的脂肪進入內臟、消化系統時，「壞」的細胞激素（Cytokine）會大量分泌，「好」的細胞激素則分泌減少；在惡性循環之下，會導致脂肪和毒素堆積在腸道及臟器中，漸漸擾亂新陳代謝，危害健康，尤其容易罹患**「代謝症候群」**，包括：高血脂、高血壓、糖尿病、脂肪肝、心血管病、腦血管病等，這類跟胖有關的疾病共佔台灣10大死因的27.6%，遠超過第1名的「癌症」。**「肥胖」可以說比「癌症」還可怕！**

「內臟脂肪」讓你深陷惡性循環！

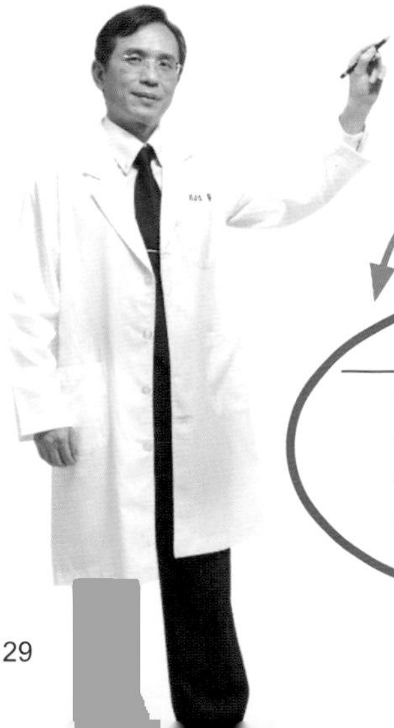

內臟脂肪積聚原因

- 喜愛高脂高油高糖食物。
- 愛吃精米類；不愛吃蔬果。
- 常一邊吃飯一邊工作。

內臟脂肪積聚徵兆

- 女性腰圍 > 80 公分；男性腰圍 > 90 公分。
- 肚圍大，但捏不太出肉。
- 斷層掃描基準值超過 10。

內臟脂肪導致病症

- 代謝症候群。
- 中風、心肌梗塞。
- 脂肪肝。
- 膽結石、膽管炎。

「內臟脂肪」引起的惡性循環，比你知道的還可怕！一肚子壞油，會引發的「集病」共伴效應！

肥胖病1 脂肪肝 > 變肝癌機率高達3成！

【病症定義】：正常肝組織中含少量脂肪：三酸甘油脂、磷脂、醣脂、膽固醇，其重量約肝重量的4～5％；若肝內脂肪堆積過多，**肝細胞內的「脂肪空泡」佔據5％以上、超過肝重量的10％**，即是「脂肪肝」，俗稱「肝包油」。

【引發主因】：

〔1〕**過量飲食**：肝臟是代謝樞紐，脂肪下肚最先登陸肝臟。若大魚大肉、嗜吃油炸及甜品，使肝臟合成脂肪過多，干擾了轉化代謝，充斥三酸甘油脂等壞物質，會引發肝臟發炎，造成**「非酒精性脂肪肝炎」**。國人成人有1/3可能有脂肪肝，高於B型、C型肝炎；一旦惡化，變肝硬化、肝癌的機率將大為升高。

〔2〕**快速減肥**：惡性急速減肥，標榜一週瘦5公斤以上，其實容易生成脂肪肝。因為當體內養份不足，缺少蛋白質和維生素，影響蛋白和磷脂的合成，導致脂蛋白生成不足，而**控制糖類的皮質類固醇分泌增多**，大量游離脂肪釋放到血液中，超過脂蛋白轉運能力而沉積在肝臟內，恐引發**「營養不良性脂肪肝」**。

【防治方法】：

飲食 建議每日攝食**新鮮蔬果總量5～9份，以及親脂性物質如苦瓜、紅麴、綠藻、大豆蛋白和甘草**，肉類以瘦肉為宜。要注意，脂肪肝病人的飲食中仍要含適量的脂肪，並減低糖類攝取量。

運動 每週運動1次30分鐘以上，能降低27％罹患脂肪肝風險，提高規律運動量防病效果更棒。

【集病效應】：**脂肪肝炎、肝硬化、肝癌**。

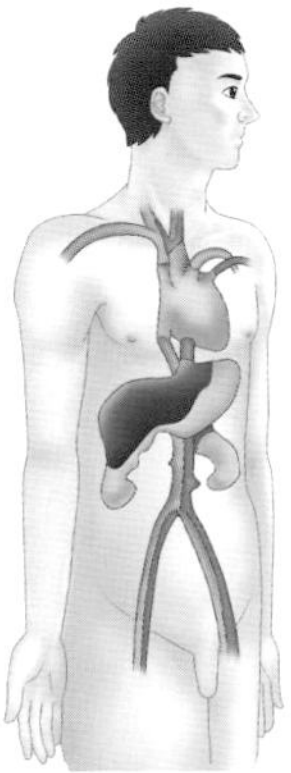

正常肝
↓
脂肪肝

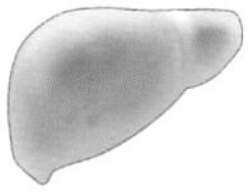

肥胖病 2 高血脂 > 每年 2 萬 5 千人死於高血脂病變！

【病症定義】：**高血脂症是指：血液中的膽固醇、三酸甘油脂增加；**血清總膽固醇大於240mg/dl，高密脂膽固醇（HDL）小於35mg/dl，低密脂膽固醇（LDL）大於160mg/dl，三酸甘油脂大於400mg/dl。易造成動脈硬化和血栓、血管阻塞，引發各種心腦血管疾病。

【引發主因】：

〔1〕**肉食主義：**內臟、蛋黃、肉類、奶品宜限量。

〔2〕**體重過重：**常會合併：高三酸甘油脂血症、高密度脂蛋白膽固醇濃度過低。

〔3〕**老菸槍：**吸菸會損壞血管內壁，卡積膽固醇。

〔4〕**銀髮族：**一般人膽固醇濃度在50歲時達到最高，男性比女性高。但婦女在更年期停經後，膽固醇濃度會上升，可能超過同年齡男性。

【防治方法】：

飲食 **第1期初級：**降低飲食總熱量、膽固醇（每天300毫克內）、飽和脂肪酸含量（10%以下）。

第2期嚴重：限制膽固醇每天少於200~150毫克、飽和脂肪酸含量7%以下。

運動 持續做活動肢體、促進代謝的有氧操。

【集病效應】：**心肌梗塞、視網膜靜脈阻塞（眼中風）、腦血管病。**

肥胖病 3 高血壓 > 國人 10 大死因的源頭！

【病症定義】：醫界建議較新的正常血壓值是：收縮壓120mmHg，舒張壓80mmHg；各超過20和10以內者，就已列為「高血壓前期」觀察族群。

【引發主因】：

〔1〕**原發性高血壓：**90%以上的高血壓屬原發性高血壓，主因有：遺傳體質、肥胖、壓力、飲食不當、運動不夠等。其中，體重越超重，發病率越高，超重80%者，高血壓發生率可達60%。

〔2〕**續發性高血壓：**指特殊病因引起的高血壓，如甲狀腺機能亢進、腎上腺腫瘤、腎動脈狹窄。

【防治方法】：

飲食 採行**「低鈉飲食」**，因為鈉會使末梢動脈壁平滑肌的緊張收縮度增強，造成高血壓惡化。**輕度高血壓的一日食鹽量應在8克以下，中度者6克以下，重度者5克以下。**

運動 以保持「心臟強健」的有氧運動為主，如：快走、體適能體操、水中漫步。最好保持一週3次、每次30分鐘的運動習慣。

【集病效應】：**高血壓性心臟病、冠心病、腦血管意外、腎動脈硬化、尿毒症。**

PART 2

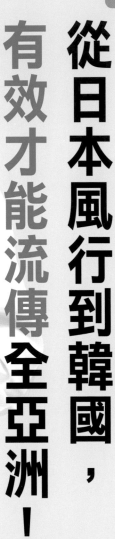

【毛巾能甩油？】醫師掛保證，「毛巾瘦身」合乎科學原理！

從日本風行到韓國，有效才能流傳全亞洲！

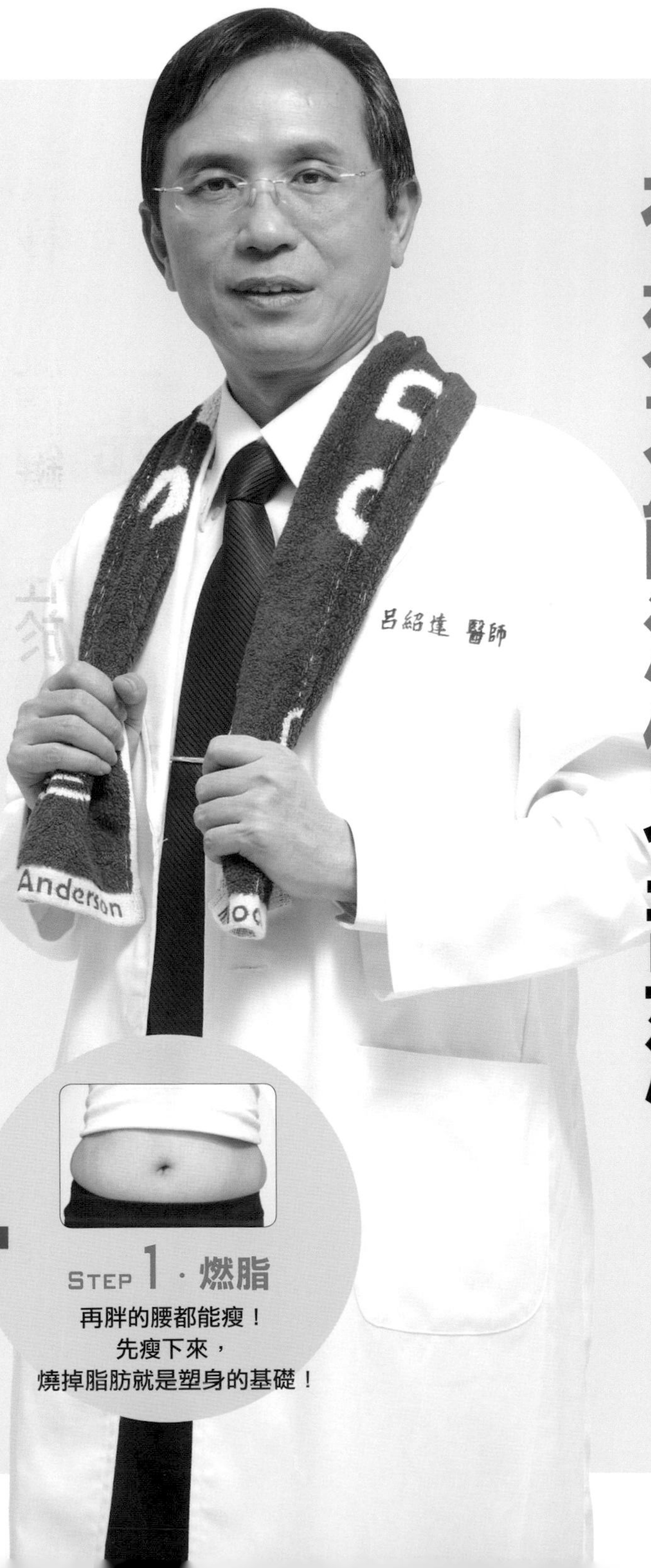

STEP 1 · 燃脂

再胖的腰都能瘦！
先瘦下來，
燒掉脂肪就是塑身的基礎！

「10秒瘦肚關鍵」在於
利用毛巾「先將肌肉拉長」！

肌肉是數千條纖維組成，當肌肉使用過度，例如「蘿蔔腿」，肌肉纖維會變得又短又粗；又或腹肌缺少運動，會變得鬆垮下垂，並且堆積許多**乳酸**、**一氧化碳**等廢物，導致痠痛和肥胖。而毛巾操藉助毛巾拉伸筋肉做操，能準確的調整做操力道和距離，不但讓肌肉充分伸展，將肌肉線條拉長變細，既能修飾曲線，還能維持肌能彈性，且有利排除滯瘀的廢物毒素。

在本書中，本套「瘦肚減肥毛巾操」是專為「**腹部肌群**」設計，以燃脂、強肌、塑型之3階段需求目的，為大家來規劃操式動作：

第1階段〈**拉毛巾燃脂**〉：以腰腹、骨盆為核心，利用扭轉、使力的動作，增加新陳代謝，把腰部脂肪瘦小，加速脂肪分解。

第2階段〈**毛巾養肌力**〉：針對腹部肌群施壓，強調運動的力度和強度，提高操式的維持時間、次數，以增加肌肉量，鍛鍊出11字腹肌，雕塑水蛇腰線。

第3階段〈**拉毛巾塑身**〉：是屬全身性運動，運用軀體和四肢肌肉的協調性，帶動肌肉群活絡，緊實曲線，使三圍凹凸有致。

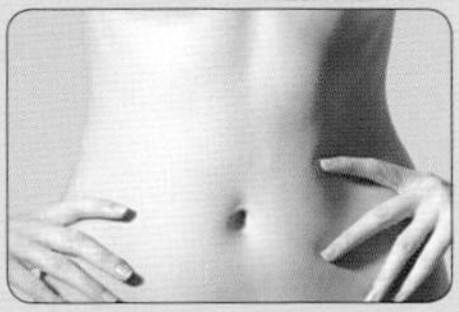

STEP 2・強肌

側腰線・馬甲線・
11字線・水蛇線……
偶像級強肌法大躍進！

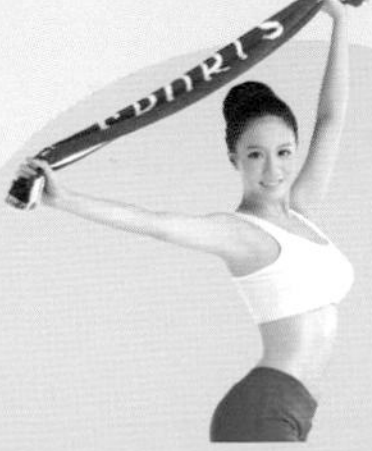

STEP 3・塑型

腰束・奶膨・屁股翹叩叩！
胸×腰×臀呈黃金比例
S曲線全面女神化！

毛巾帶動肌肉伸展，有效鍛鍊核心肌群，幫助內臟歸位，精實腹部肌肉！

關於雕塑身材，我不建議單做無氧運動，像重量訓練，雖然可以擁有結實肌肉，但是缺乏有氧操伸展，脂肪不會被消耗，反而會成為蘿蔔腿、金剛芭比一樣硬梆梆。或是只以飲食控制就想減重或增肉、緊實線條，其實並無法練到想練的部位，而且復胖率是百分之百！

另一方面，怕運動讓肌肉變大的女生也是多慮了，因為想練到讓人擔心的大肌肉並沒有那麼容易。而我們練毛巾操的目的，是希望能夠同時消脂、緊實肌肉、勻稱線條；**能兼練習有氧的持續性耐力、無氧運動的肌力**，透過肌群借力使力，來增強腹部核心穩定性。

尤其，本書第4篇的毛巾養腹肌操式，能伸展修正那些正被擠壓的重點肌群，幫助內臟歸位；只要「內臟」位置正確，腸胃代謝好，自然能由體內變美麗。這就是為什麼常有病患跟我說，「做毛巾操，雖然體重還沒達到標準，但人卻精神好、皮膚水噹噹」的原因！

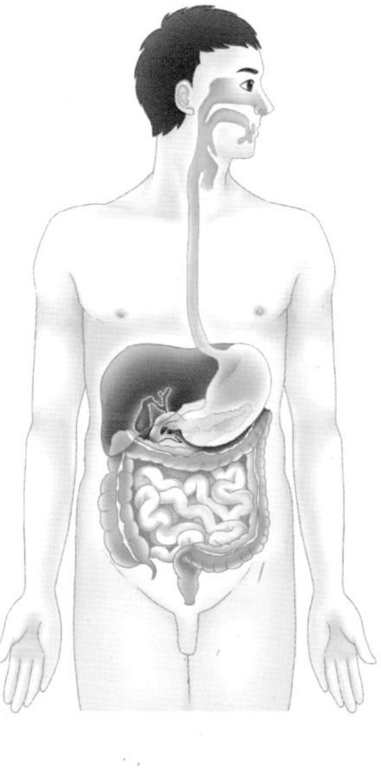

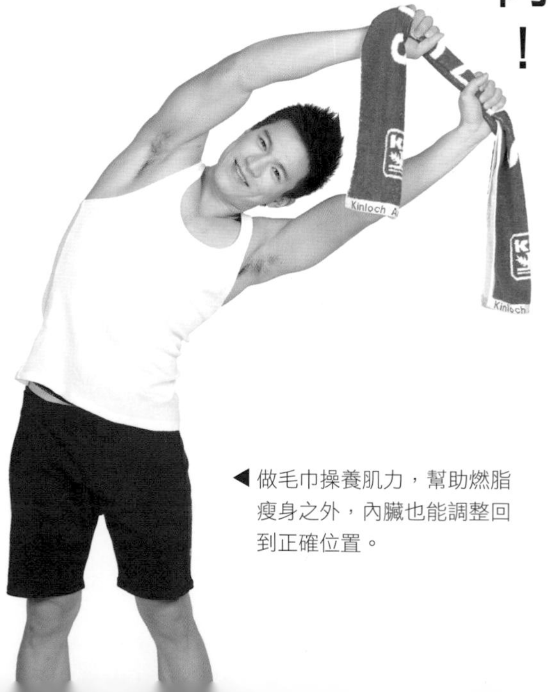

◀做毛巾操養肌力，幫助燃脂瘦身之外，內臟也能調整回到正確位置。

使用毛巾做操增進「強弱間歇」效能，配合腹式呼吸，燃脂力增加4成！

毛巾操看似簡單、和緩的有氧運動，實際上，需要透過許多部位的肌群同時運作。特別是，務必要學習以**「腹式呼吸法」，來主導肢體施力做操**：慢慢吸氣進到腹腔，腹肌撐起維持10秒，再慢慢吐氣，腹肌用力內縮把空氣吐出；一膨一縮之間，協助肢體拉伸或扭轉，可促進內臟和肌肉燃脂，並確實按摩腹腔臟器，促進血循代謝。

腹式呼吸法【吸氣】：吸氣進到腹部，肚子變大撐緊，需維持5～10秒。

腹式呼吸法【吐氣】：吐氣排出腹部，腹肌用力內縮，幫助排空和腹肌用力。

一般當你做操超過30分鐘，停止運動後身體仍會繼續消耗熱量，約可持續6小時。此外，當進行一連串毛巾操時，可利用健身原理的**「強弱間歇訓練」**，將操式難度排成：**強度高↓強度低↓強度高↓強度低的形式**，會比連續都做單一強度的操式消耗的熱量多，對減腹部脂肪、增進代謝率、建造瘦肉組織都特別有效。

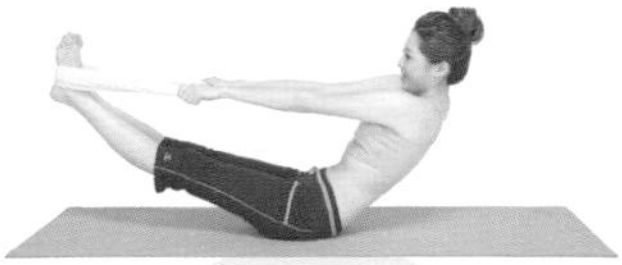

SESSION 1．強

做高強度【養肌毛巾操】10分鐘，啟動身體熱能釋放，消耗熱量（見P70）。

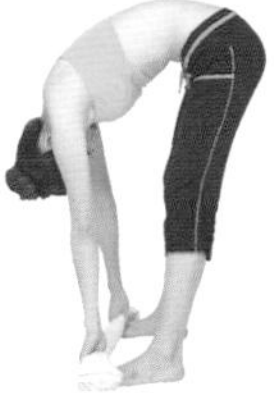

SESSION 2．弱

放鬆，做低強度的【燃脂毛巾操】5分鐘，保持身體動能但不至於太累（見P54）。

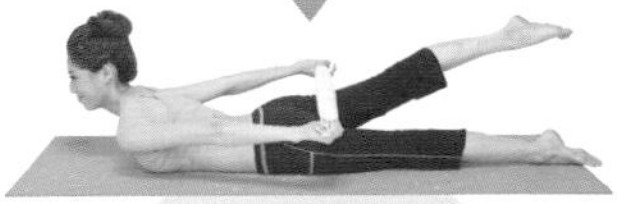

SESSION 3．強

做加強局部雕塑操【塑身毛巾操】5分鐘，持續發揮強肌作用（見P84）。

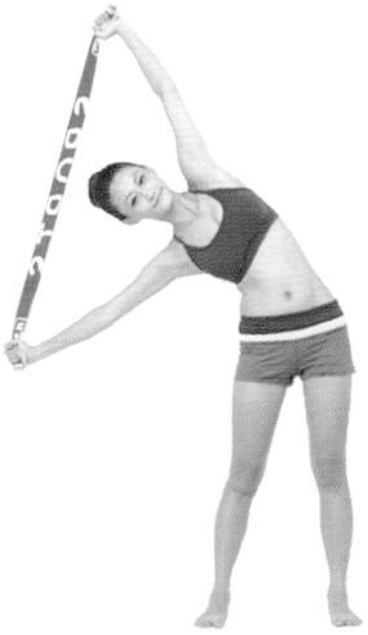

SESSION 4．弱

做低強度毛巾操5分鐘，延長燃脂可達6小時，體脂肪開始分解。

毛巾輔助動作輕鬆到位，促進淋巴分泌、帶動腸胃蠕動，3分鐘消解便秘！

利用毛巾輔助做操，等於在運動時，能準確調整力道與距離，讓動作確實到位；一旦動作做對了，可以牽引到淋巴、活絡末梢神經，提升代謝力和免疫力。

淋巴，是身體排毒、消水腫的大將。透過進行毛巾操，於伸展時將意識**鎖定身體各個「淋巴結」的位置，例如頸部、腋下、鼠蹊部等**，刺激淋巴腺，可有效達到排毒、減輕下身水腫的功效。

不過，做毛巾操的過程中，當動作做得穩定到位，肌肉拉伸當下會令血液運行變慢，難免會出現**「充血」**現象。但別擔心，只要當動作回位，便會感到順勢有股熱流，大量血液會重新流回到手腳各處；整個過程大約1分鐘，自動讓體內廢物的代謝速度加倍發生。

身體各部位淋巴腺位置

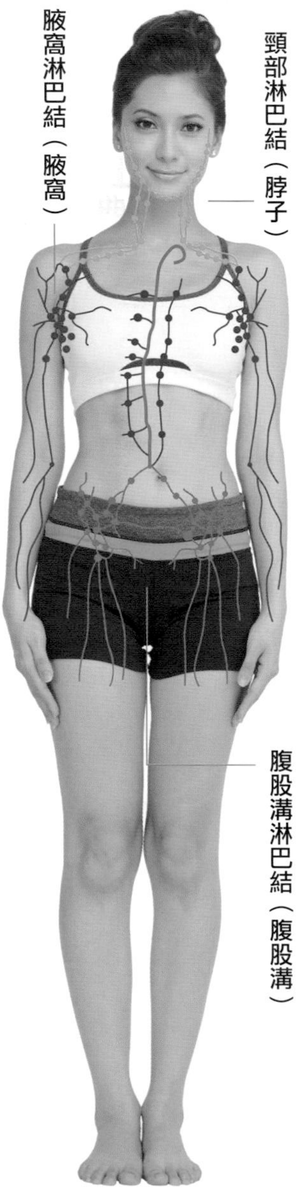
頸部淋巴結（脖子）
腋窩淋巴結（腋窩）
腹股溝淋巴結（腹股溝）

利用毛巾猶如「懸吊系統」，可借力使力矯正體態、增加肌力！

醫院復健科常使用「懸吊系統」，即是利用「槓桿原理」達到借力使力，主動的施力以喚醒身體的肌力、肌耐力，增加核心穩定，以及提升知覺動作，是針對**「調整體態歪斜」**所做的療程。

毛巾在運動中扮演的角色就類似「懸吊系統」，主要是對毛巾施力進行**「拉、扯」**，可靈活依不同位置和拉扯方向，訓練各部位肌力，例如：拉抬腿部的動作，除了全腿伸直、腳跟前推，還用到手臂往內拉、腰身挺直的力量，也可搭配轉腰、曲膝、壓臀等變化；**在拉扯鬆緊之間，使用到平常較少活動、深層的肌肉群，從表面肌肉、矯正體態，到調整凸腹、改善痠痛，都能一次練就。**

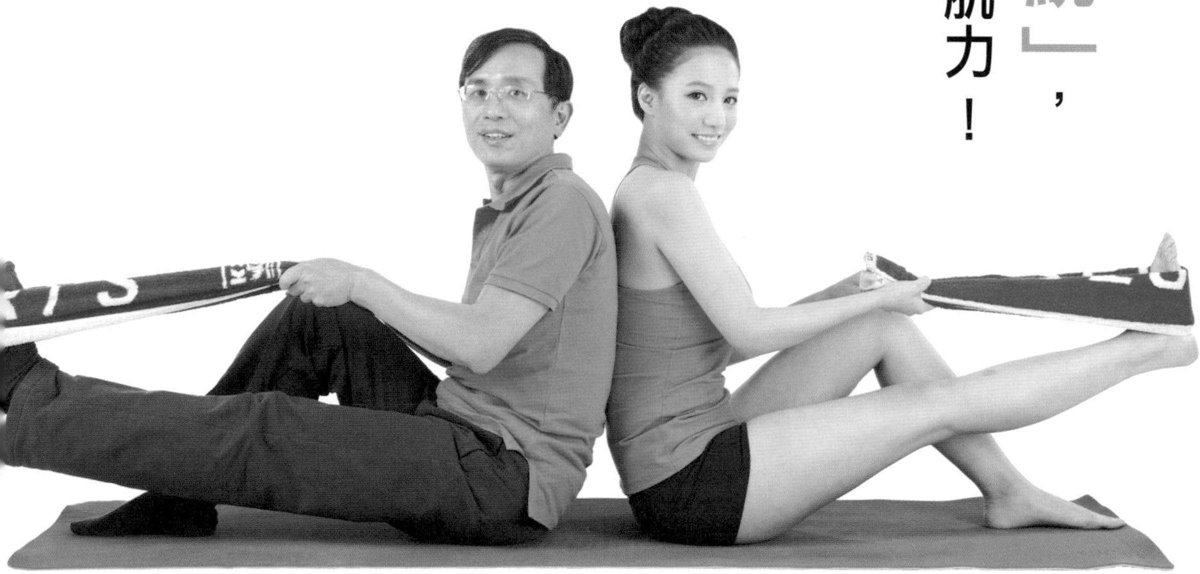

解惑篇

Check It Out！

讓「毛巾瘦肚減重法」效能倍增的4個秘訣：

秘訣1 「下午3點～6點」體溫最高、肌肉最暖和，是做操黃金時段！

一天當中最適合運動做操的時間在下午3～6點，因為**此時埋在下丘腦的生理週期節律指揮，體溫處於最高點，肌肉最暖和且最有彈性，反應最快，力氣最大**，人也最清醒，不易受傷，而脈搏跳動與血壓則最低。

但下午時段大多數人要工作、上課，因此也可選擇早上或傍晚做操。反之，因為每天晚上11點～凌晨1點是肝臟排毒的時間，此時應該充分睡眠，才不會累積疲勞和毒素，能夠讓隔天恢復活力！

秘訣2 瘦肚子毛巾操融入「生活作息」，日常維持不復胖！

據美國運動人口統計，將運動融入日常生活的人，大多感覺自己身體更健康、心理壓力更小。我常建議大家，尤其忙碌的上班族、人妻婦女，**把一日的作息分時段：起床、通勤、午休、居家、淋浴、睡前等時段，把站姿、坐姿、躺姿等毛巾操動作，自然融入生活作息做操塑身**，兼能消除疲勞，也不會對正規工作造成負擔。

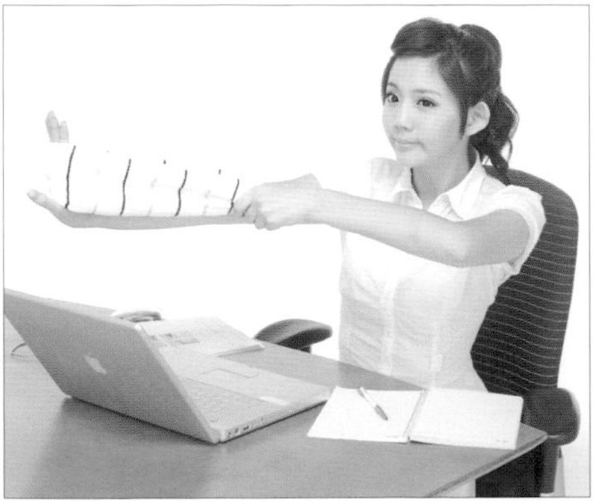

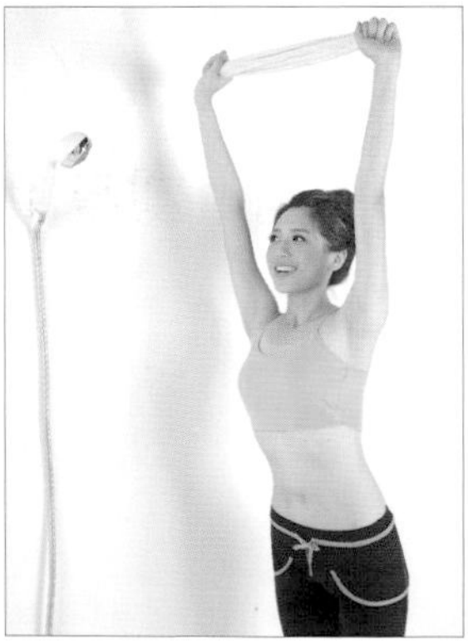

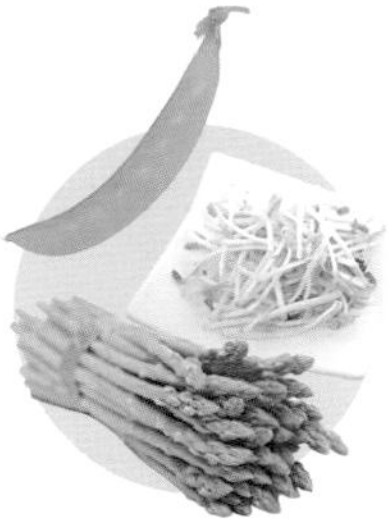

[高纖食物]
新鮮蔬果如蘆筍、綠豆芽、扁豆等，幫助腸胃蠕動、消除宿便。

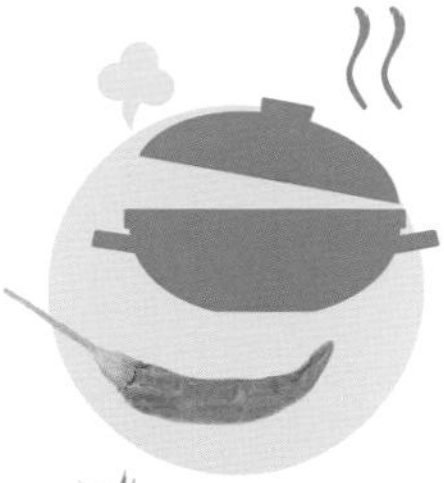

[升溫食物]
吃適量辛香料、熱湯有助體溫微升，促進血流代謝，但宜選適量、低卡、天然食材為宜。

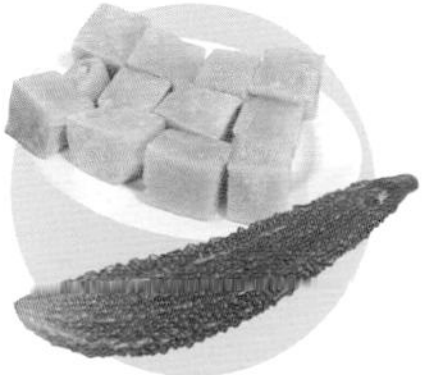

[親脂食物]
凍豆腐、苦瓜、海藻類，可吸附胃腸道內油脂，幫助排油。

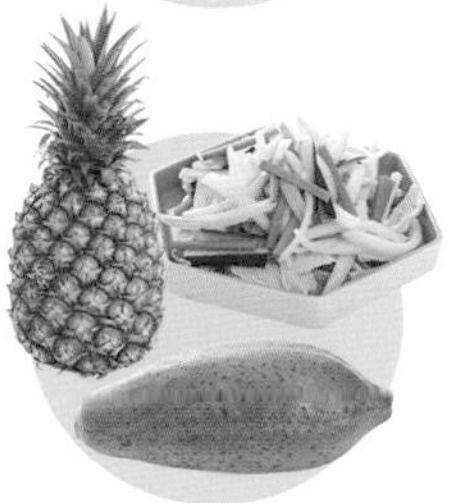

[高酵食物]
蔬果中富含「消化酵素」，生吃能完整攝取養份，幫助胃腸消化，不會透支到「代謝酵素」，以維持燃脂作用，如鳳梨、木瓜、奇異果、泡菜類等。

秘訣3 吃對「助燃營養素」，幫忙大口吃掉脂肪！

要達到瘦肚塑身的效果，一定要「減掉多餘脂肪＋增加肌力」兼顧並行，也要「運動＋飲食控制」雙管齊下。尤其，要確實減到囤積的脂肪，必須是**「消耗熱量＞進食熱量」，而且消耗7,700大卡才能減1公斤**；如果單靠做操、或單靠節食，都會一直追不到脂肪囤積和代謝率老化的影響。建議大家多選擇「有助燃脂」的食物就相當重要，如上列**「高纖、親脂、高酵、升溫」**等4類食材，以及參考本書P114～121有關吃的「減脂小撇步」，都有助瘦肚、不復胖。

秘訣4 逐步調整毛巾操的「次數」及「招式」，就能達成「燃脂→塑腹→S曲線」進階美型！

通常要持續運動30分鐘，才會開始燃燒到老舊的囤積脂肪。而慶幸的是，根據丹麥的研究報告，**「確實運動後，可持續燃燒脂肪6小時。」**所以，不要小看每天數分鐘到30分鐘的做操量。此外，同樣秉持**「強弱間歇」**安排操式的原則（見P35），我建議初學者選搭「初級燃脂、強效腹肌、S曲線」3類操式的次數和難度不要太難，熟練後，再逐步調整做操內容，塑身成效才會勻稱持久。

大解析！減重病患最常問我的毛巾操Q&A

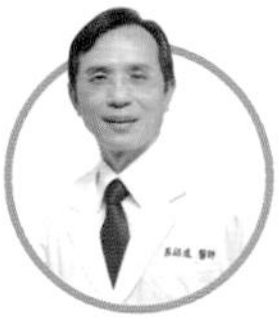

Q1：做毛巾操為什麼對「瘦肚子」特別有效？

ANS：老一輩人練毛巾操，主要為了防病長壽的成效。現代男女做毛巾操，常有減重患者跟我說，對瘦肚子特別有效，尤其解便秘的效果很好。主要是因為我規劃的毛巾操動作，特別加強腰腹的扭轉和伸展。

扭轉動作是針對腰部兩側的「腹外斜肌」、「腹內斜肌」做刺激及緊實，同時收到後側腰下的「腰方肌」，讓腰側贅肉收緊，再雕塑曲線；**伸展動作**則是將平常少用的「腹直肌」、「腹橫肌」延展拉長，可以挺直體態，並活絡腸道使宿便排出。當你確實伸展這幾塊核心肌群，會感到腹部緊緊的，長久下來彷彿穿了一件天然馬甲，隨時HOLD緊腰肚，自然不會出現小腹凸出、腰肉溢出的問題！

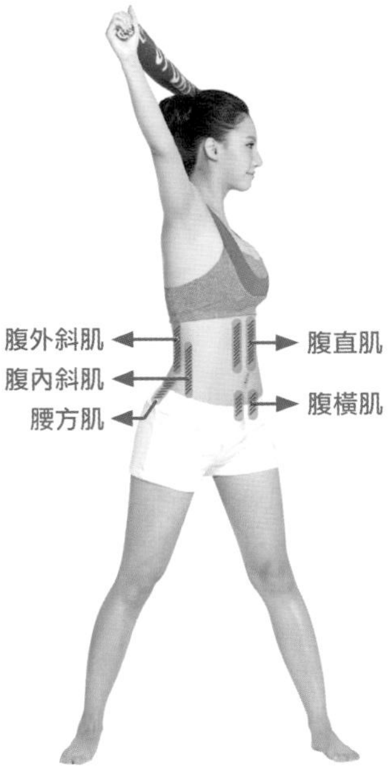

▲「舉手×轉腰」動作，有助速燃側腰肉、挺直拉平前腹，見P46。

Q2：我平常有慢跑、上健身房習慣，怎樣能搭配毛巾操？

ANS：毛巾操是一種筋肉伸展運動，也能當成是一般運動前的「暖身操」，和運動後的「伸展操」，以及痠痛壓力時的「舒緩操」。透過毛巾拉伸筋肉群，延展到定位點，便會對身體產生作用力，不僅入門簡單，也極少有副作用。

Q3：我有「啤酒肚」，做瘦肚毛巾操有效嗎？

ANS：根據醫界研究，**「只胖肚子」比「體重過重」更致命！**「啤酒肚」與國人10大死因的徵兆心肌梗塞、肝腎衰竭等都息息相關；大肚男女的**高血壓**機率是正常人的8倍，**糖尿病**是7倍。多數**「啤酒肚」摸起來大又結實，肉捏不太起來，暗藏「內臟型肥胖」的危機**，即高血糖、高血脂、高血壓、脂肪肝等慢性病問題。

「瘦肚毛巾操」對減啤酒肚效果顯著。曾有一名體重130公斤的竹科工程師來我門診，他挺著一個啤酒肚，被我驗出有三高、代謝症候群，我開始叮囑他改善飲食，並從初級到進階分段教他做瘦肚毛巾操，因為是針對軀體核心做拉伸和扭轉運動，瘦肚效果顯著，腰圍和三高指數都已經下降許多，體重自然也順便減輕。

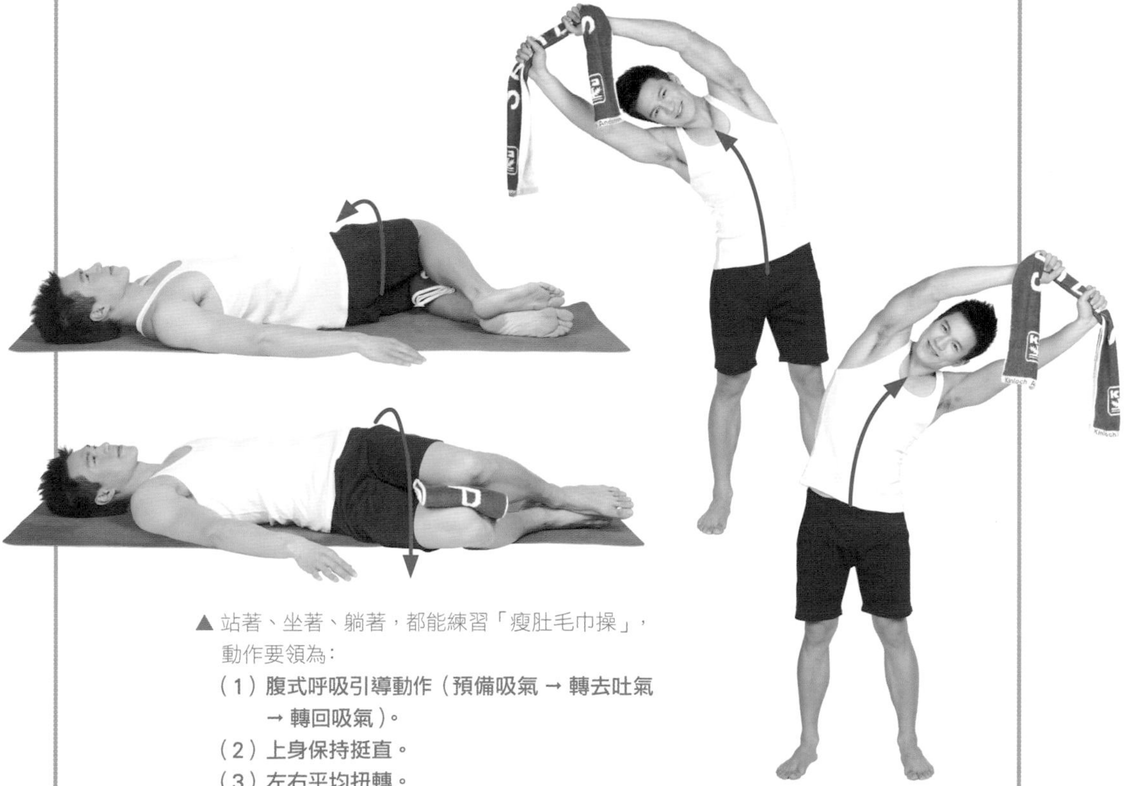

▲站著、坐著、躺著，都能練習「瘦肚毛巾操」，動作要領為：

（1）腹式呼吸引導動作（預備吸氣 → 轉去吐氣 → 轉回吸氣）。

（2）上身保持挺直。

（3）左右平均扭轉。

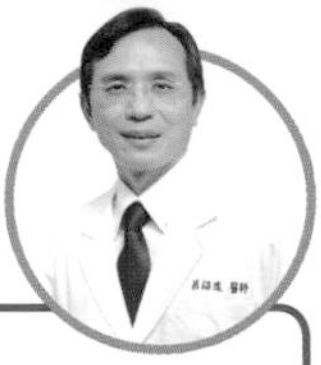

Q4：我四肢瘦、但肚子大，再怎麼少吃就是瘦不到肚子？

ANS：四肢瘦、肚子大的**「青蛙身」**，或體重標準、但體脂過高的**「泡芙人」**，與久坐少動的作息、飲食內容都有關。以這兩種身型來看，運動做操的瘦肚效果，會比節食更好！

【飲食建議】：三餐吃七分飽，以粗食雜糧、蔬果、蛋白質為主，減少肉類、油脂、糖類、冰品的攝取量。

【做操建議】：加強以「身體核心為主的腹肌伸展運動」，針對：**前腹、側腰、脊椎強化**來選擇搭配毛巾操動作，以促進消化道做油水代謝，和改善肌肉比例。可參考「**333**運動法則」：**每週做操至少3次，每次30分鐘，讓每分鐘心跳率達每分鐘130次。**

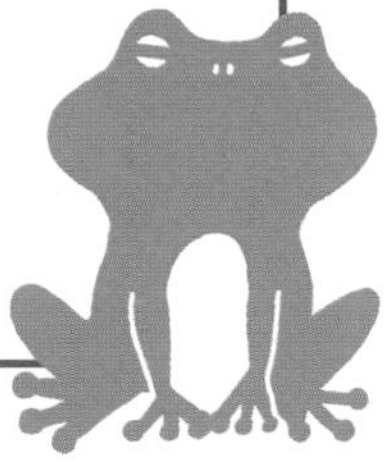

Q5：以前很胖，靠別的方法減重，現在做毛巾操可以維持不復胖嗎？

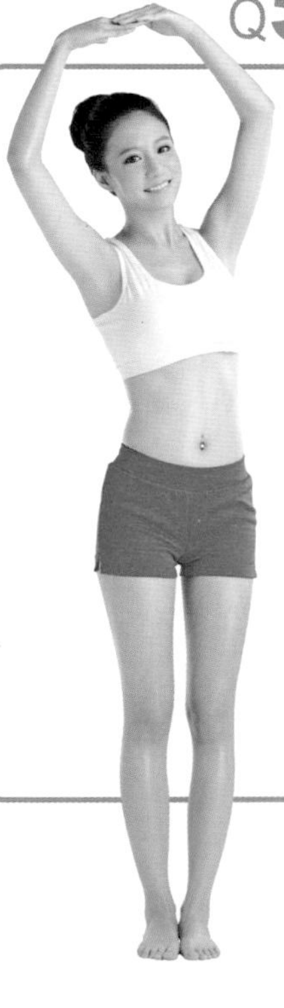

ANS：不管過去減重的方法為何，眼前年齡增長，**代謝力衰退、肌肉量遞減**，是讓「減肥成功率越來越難、復胖率變高」的主因。即使能維持體重數字一樣輕，但體內組織卻被脂肪鬆散的密度撐滿，呈現局部浮肉、鬆垮老氣的走山曲線。

做毛巾操透過伸展和使力，有助增加肌肉能量，雖然不及做重量訓練來得強，但適合全身各部位、全年齡進行，**可使原本緊繃的肌肉變軟好塑型，且伸展為1.5倍長**，讓粗肥的部位變纖細、肌肉變緊實，又能提高代謝率，是維持不變胖的全民運動。

Q6：減重後、剛生完小孩肚皮鬆垮，還有暗沉紋，做毛巾操有效嗎？

ANS：減重後的朋友，或婦女產後腰腹肌膚已經有3大改變：

（1）肚皮被撐大失去彈性，產後鬆弛的皮不易收縮復原；

（2）真皮層的彈性纖維、膠原纖維被撐大拉傷而出現妊娠紋和暗沉；

（3）腹壁的肌肉筋膜層被撐大後變薄、變寬，失去肌力，腹壁鬆垮無彈性。

要改善肚皮鬆垮，建議搭配「初級燃脂」（第46頁起）、「強效腹肌」毛巾操（第70頁起），**每次選至少2個動作組合練習**，以腹直肌、腹橫肌、腹內斜肌、腹外斜肌為鍛鍊重點，逐漸增加次數和強度，讓核心肌群穩定，成為天然的塑身衣。

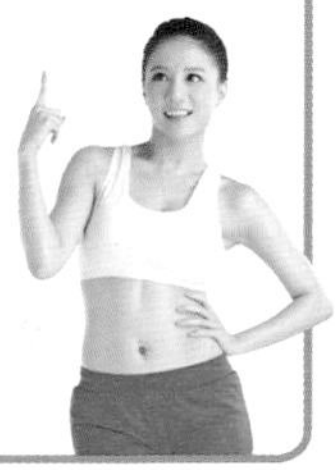

Q7：一開始做毛巾操，我感覺褲頭變鬆，但體重卻沒下降？

ANS：恭喜你，你的身材已經慢慢在變瘦，肌肉和脂肪的比率已經變好了。因為肌肉的重量約是脂肪的4倍，但體積卻是脂肪的1/2，因此當肌肉量增加，你會發現體重沒下降甚至上升，但體形卻變瘦、變緊實。

只要持續做毛巾操，**瘦肉組織的增加可提高熱量的消耗**；睡覺時肌肉所消耗的熱量，超過身體總消耗量的25%，所以肌肉比例高的人，連睡覺都可以幫忙消耗較多的熱量，也就不容易變胖。

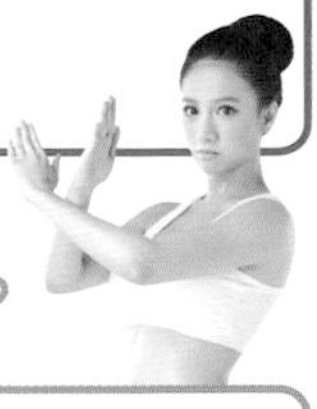

Q8：做毛巾操時，拉越用力越能燃燒脂肪？

ANS：做伸展操應該是**在肢體平衡的狀態中，盡量延展筋肉**，而不是使勁拉扯。只要拉伸的幅度、定點維持的時間足夠（至少維持10秒），就能感覺肌肉在作用。反倒是力道和速度不宜太快、太用力拉，避免筋肉拉傷或失衡跌倒。

PART 3

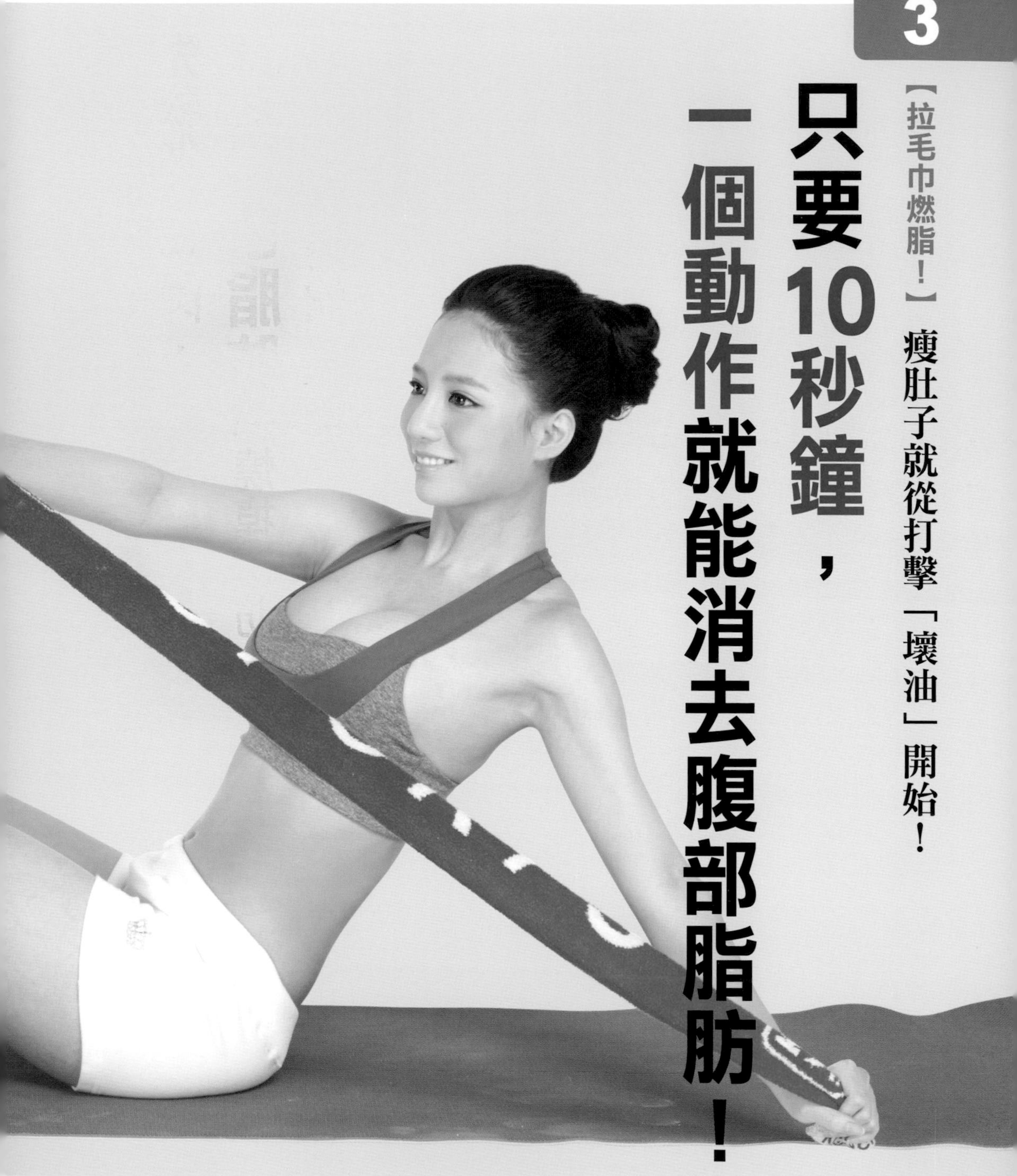

【拉毛巾燃脂！】瘦肚子就從打擊「壞油」開始！

只要10秒鐘，一個動作就能消去腹部脂肪！

先軟化肚子肉，激活褐色脂肪「燒掉脂肪」，打造減肥熔爐！

「白色脂肪」是過剩熱量；「褐色脂肪」有助燃燒熱量

大家常說的「脂肪」，在醫學上稱**「白色脂肪組織」**，廣泛分佈在皮下組織和內臟周邊，主要功能是將體內過剩的能量以「中性脂肪」的形式儲存，以供需要時使用，是體內脂肪主要的儲存形式。

人類體內還有一種小水滴狀的**「褐色脂肪組織」**，它們可透過燃燒熱量產生溫度，藉此調整體溫。專家研究發現，不到2盎司（約62.2公克）的「褐色脂肪細胞」，**就能消耗飲食總熱量的20%**；若你今天攝取2千大卡熱量，褐色脂肪就能幫你消耗4百大卡左右。

「褐色脂肪細胞」主要分佈在人體的肩胛骨間、頸背部、腋窩、胸腔縱隔、腎臟周邊。然而，「褐色脂肪」在人的生長發育過程中，會不斷變化遞減，隨著年齡的增長，而逐漸減少，也就使我們體內燃燒熱量的能力越來越差，脂肪囤積越來越嚴重。

而做毛巾操能變瘦最主要的原理就是，透過雙手拉動毛巾，帶動肢體扭轉伸展，來刺激腋下淋巴等「褐色脂肪區」活絡，所以能幫助熱量代謝，發揮燃脂減肥效果。

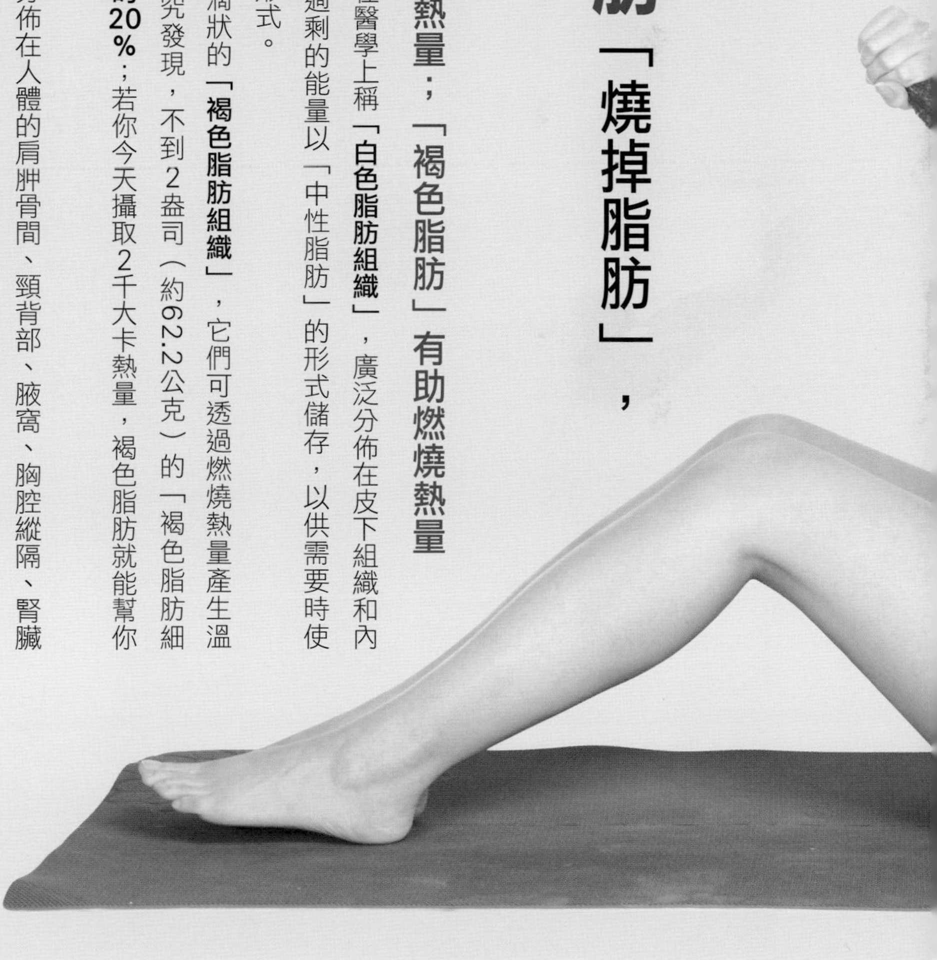

舉手×轉腰

速燃側腰肉

以脊椎為軸心，左右扭出小蠻腰！

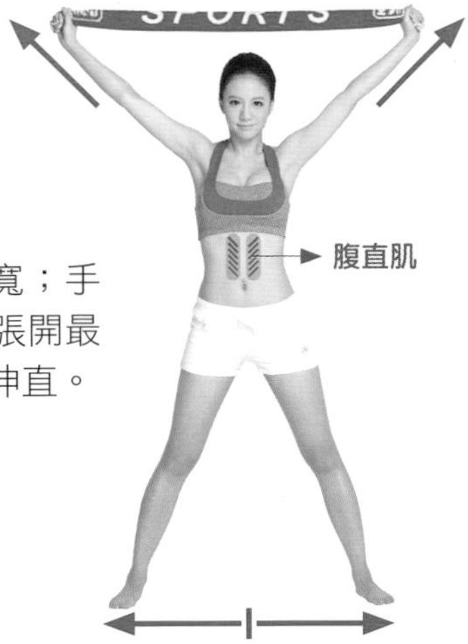

1 張臂高舉

雙腳打開為肩膀2倍寬；手握毛巾兩端，以雙臂張開最大的幅度，高舉過頭伸直。

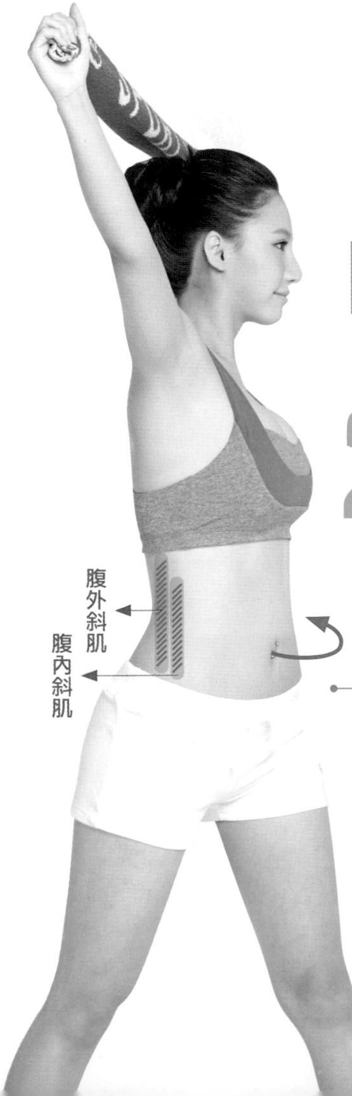

動作維持 **10秒**

2 向左後轉腰

慢慢吸氣，上身往左後方轉腰，右邊側腰肉感覺被拉緊，維持10秒。

注意

過程中雙臂保持伸直拉開，腳掌勿抬起移動。找到脊椎和骨盆為中心的感覺，來向左、向右轉腰。

建議次數	左右交替 10次
燃脂部位	腹內斜肌 腹外斜肌 腹直肌
消耗熱量	42.55大卡

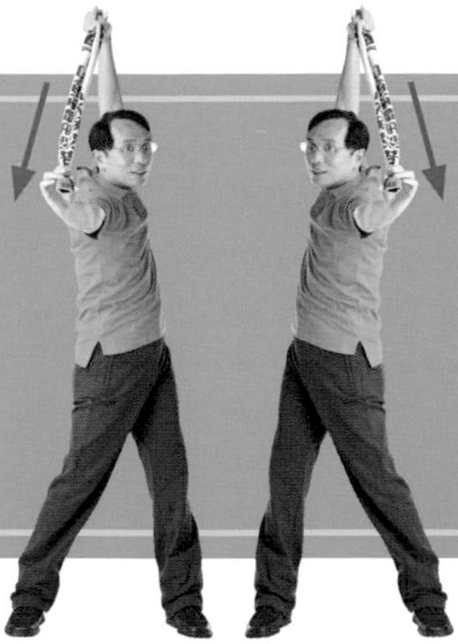

Dr.進階示範

「側腰運動」對男女生來說，都跟身形的美感、肌肉的支撐力息息相關，它是維持體態挺麗的基礎要素。尤其喜歡穿低腰褲的人，像采緹一樣，多做腰部扭轉毛巾操，便能好好收斂兩側腰肉，維持流線型蛇腰！

【這樣做瘦更快】：

左、右轉體時，可把前面的手臂拉水平，加強伸展後面手臂、側背、側腰的筋肉。

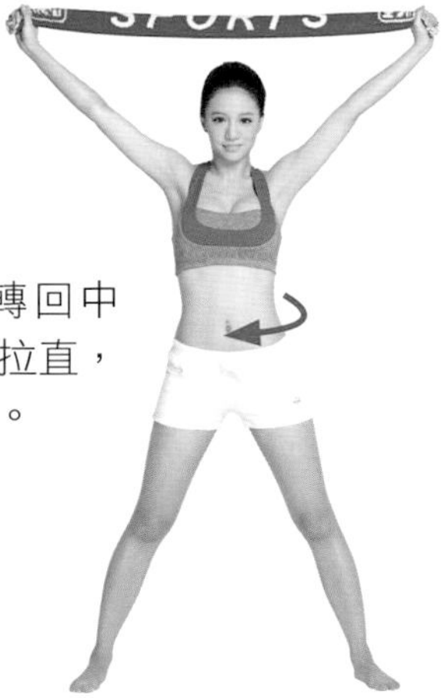

3 回正夾背

慢慢吐氣，上身轉回中間。毛巾兩端保持拉直，肩胛骨用力往後夾。

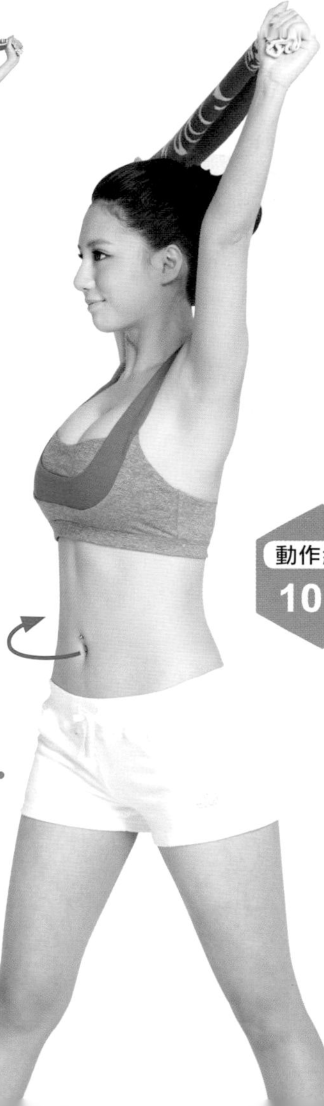

4 向右後轉腰

慢慢吸氣，換上身往右後方轉腰，左邊側腰肉感覺被拉緊，維持10秒。左右重覆10次。

動作維持 10秒

注意

轉腰要配合「腹式呼吸法」，轉去時吸氣、轉回時吐氣；腹部肌肉吸氣時撐緊，吐氣時內縮，加強腹肌運動和按摩內臟。

坐起×轉腰

雕塑11字肌

讓仰臥起坐更輕鬆，腹肌更緊實！

1 平躺曲膝

平躺軟墊上，雙手握毛巾兩端，輕鬆放在骨盆兩側。雙腿曲膝，吸氣。

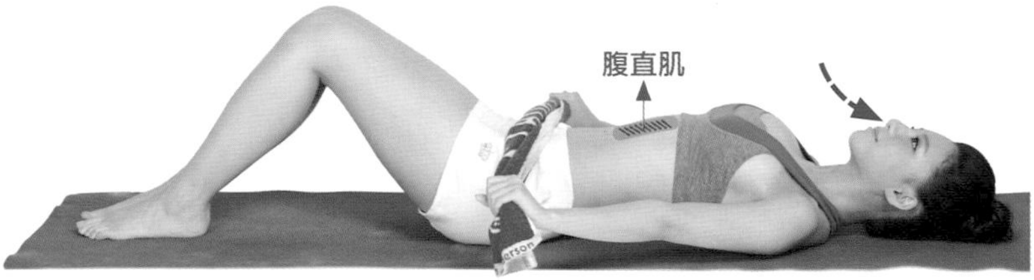

注意

腹肌弱、無法順利起身者，可請人壓腳練習。待用力和呼吸方法熟練了，就很容易獨自坐起。雙手力道保持往前推，有助維持坐起的時間。

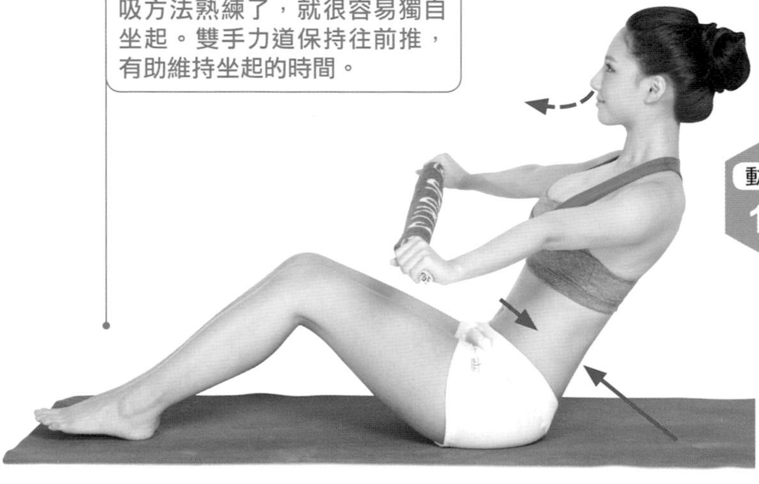

動作維持 10秒

2 起身坐起

吐氣，利用腰腹內縮的力量，上身慢慢坐起，使毛巾往前推到膝蓋，維持呼吸10秒。

建議次數	維持10秒×10次
燃脂部位	腹內外斜肌 腹直肌 腹橫肌
消耗熱量	41.67大卡

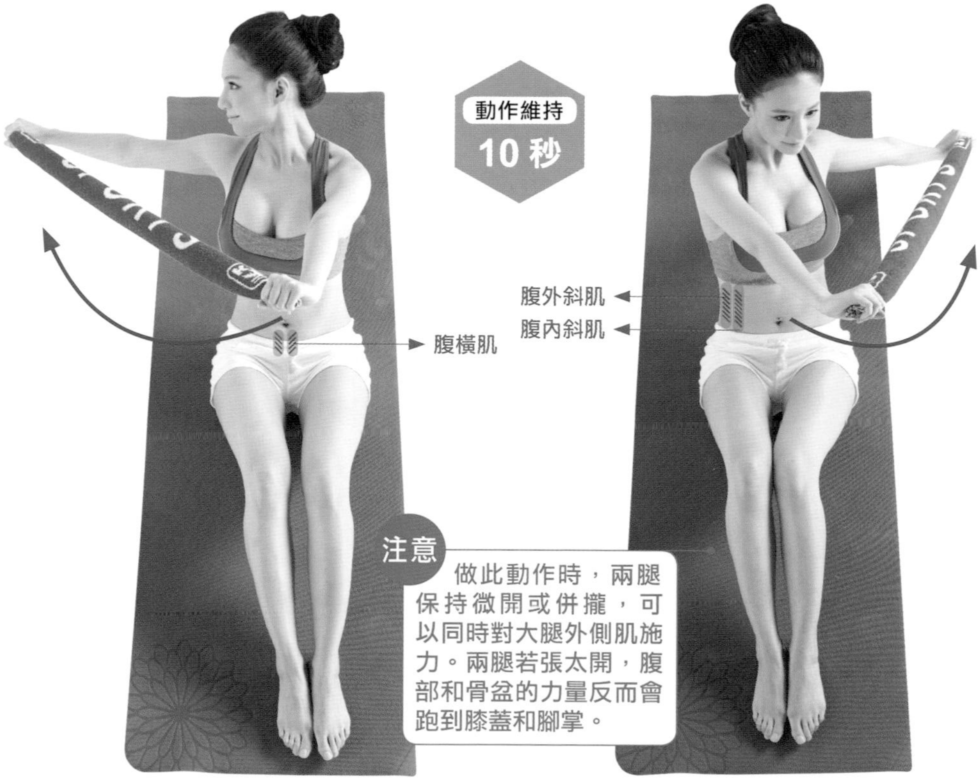

注意

做此動作時，兩腿保持微開或併攏，可以同時對大腿外側肌施力。兩腿若張太開，腹部和骨盆的力量反而會跑到膝蓋和腳掌。

3 上身左轉

吸一口氣，腰向左轉，雙手力道保持推直，維持10秒，慢慢吐氣。

4 上身右轉

吸一口氣，腰向右轉，雙手力道保持推直，維持10秒，慢慢吐氣。回正再躺下，略調息後重覆10次。

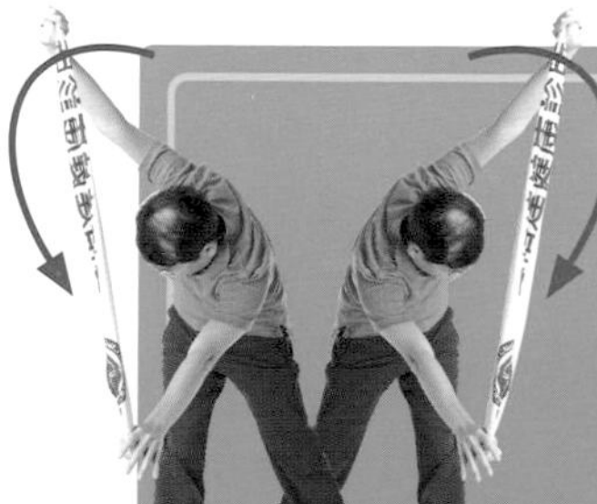

Dr.進階示範

很多人都同意，「仰臥起坐」是練腹肌最有效的方法；對學過跳舞的采緹來說，它的難度也不難，讓她保持健美的「腹直肌」線條。不過，加上一條毛巾來做「仰臥起坐＋左右轉腰」，可使起身更容易，也能維持更久，而且前腹、側腰、手臂肌肉都一次雕塑到了！

【站著練最3D瘦腰】：站著練習轉腰時，雙臂和上身都向下、向側身壓到極致，可加強拉動側腰、後腰、前腹肌肉，同時拉直背脊筋肉。

踩車×推手

圓肚變扁身

漸進式動腰側，上下腹、馬鞍部也纖瘦！

1 平躺曲膝

平躺軟墊上，雙手握毛巾兩端，輕鬆放在骨盆兩側，雙腿曲膝。

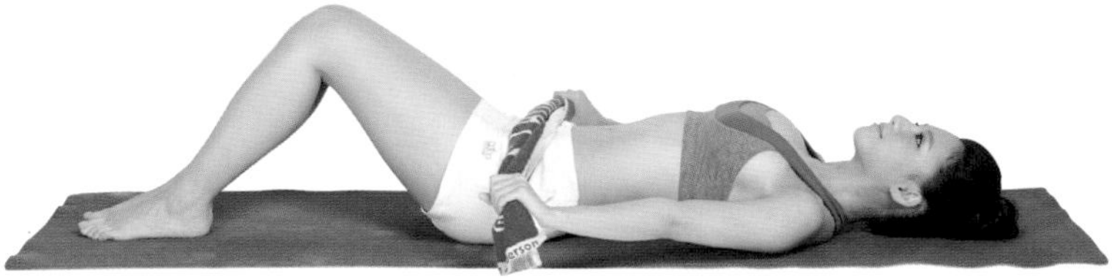

動作維持
踩200下

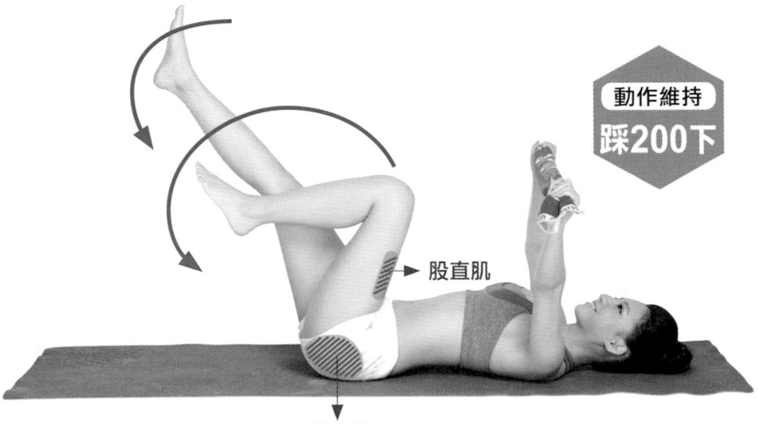

2 高舉毛巾

毛巾抬舉平肩，雙腿朝正上方做踩單車動作，膝蓋盡量抬高，約踩200下。

建議次數	每回踩 300下
燃脂部位	腹肌 臀大肌 股直肌
消耗熱量	50大卡

Dr.進階示範

每個人現在的身型，就是反應我們平常作息、運動、飲食等好壞狀況的寫照。例如，像圓肚凸腹、馬鞍肥滿者，可能有進食太快、久坐少動、宿便、生理病、下身水腫等問題。

而采緹屬於易胖體質，為了維持現在23吋的纖腰，我特別為他設計這個難度較高的「踩車＋起身＋轉腰＋推手」的毛巾操，針對腰身、馬鞍、臀圍、大腿、手臂都有強力速瘦的效果，也能改善宿便、下身水腫等文明症。

3 上身向左推

吸一口氣，雙手帶動上身向左推，吐氣，雙腿持續踩車50下。

動作維持 踩50下

注意

上身向左、右轉時，手臂都要保持伸直。隨著轉身推毛巾，上身宜稍微維持起身，加強腰、背、手臂施力伸展。

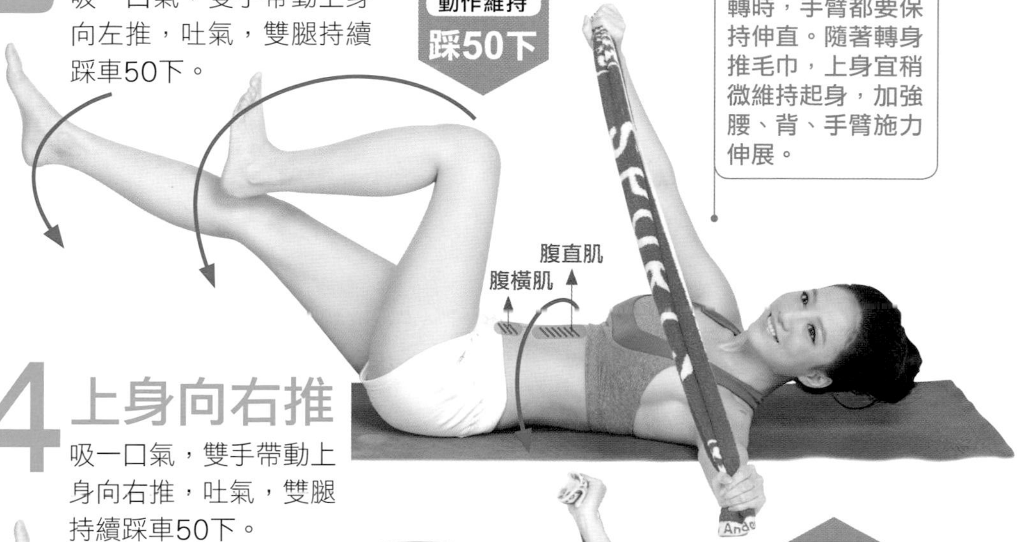

4 上身向右推

吸一口氣，雙手帶動上身向右推，吐氣，雙腿持續踩車50下。

動作維持 踩50下

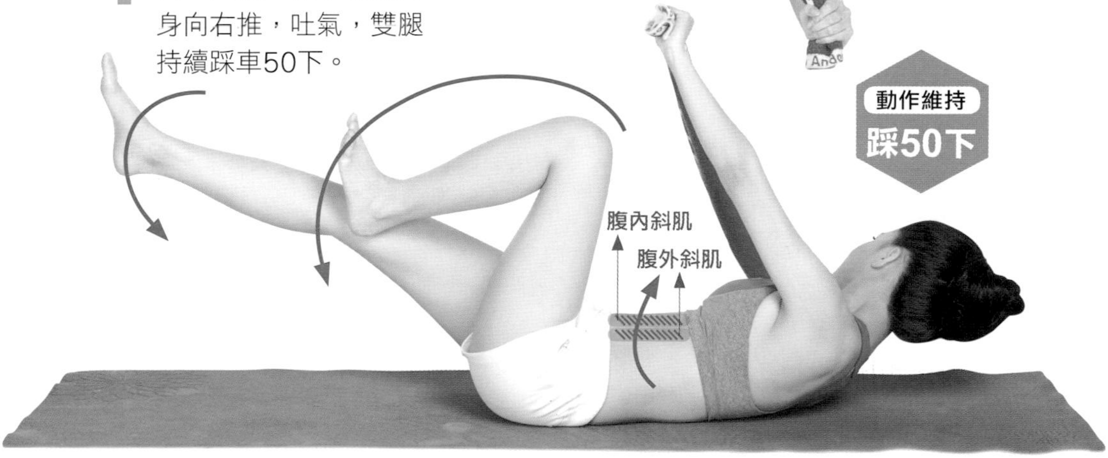

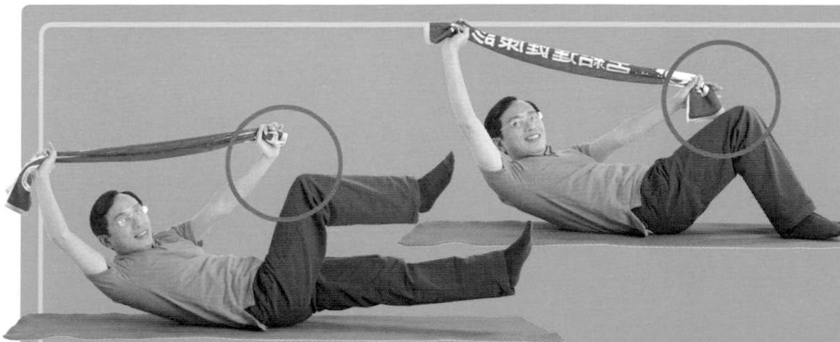

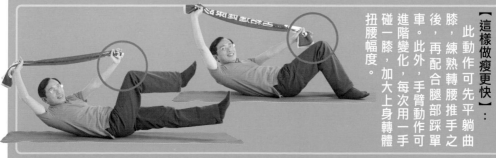

【這樣做瘦更快】：

此動作可先平躺曲膝，練熟轉腰推手之後，再配合腿部踩單車。此外，手臂動作可進階變化，每次用一手碰一膝，加大上身轉體扭腰幅度。

後拉×半蹲

拉提瘦上腹

穩住骨盆不歪斜，挺腰下蹲，肚子不下垂！

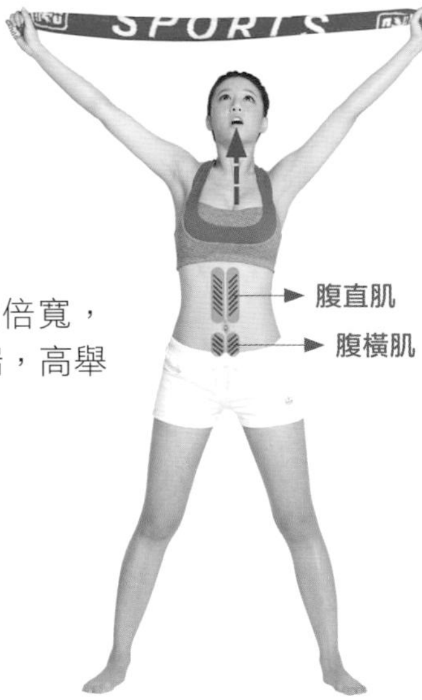

1 張臂吸氣

雙腳打開為肩膀2倍寬，雙手抓平毛巾兩端，高舉過頭，深吸氣。

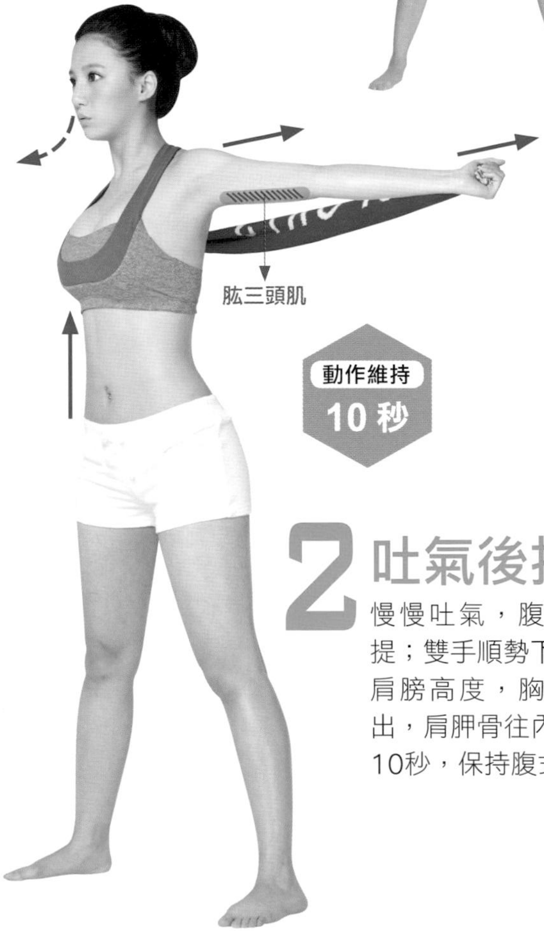

動作維持 10秒

2 吐氣後拉

慢慢吐氣，腹部內縮上提；雙手順勢下拉到背後肩膀高度，胸部往前挺出，肩胛骨往內擠，維持10秒，保持腹式呼吸。

建議次數	維持10秒 × 10次
燃脂部位	腹橫肌 臀大肌 股直肌
消耗熱量	33大卡

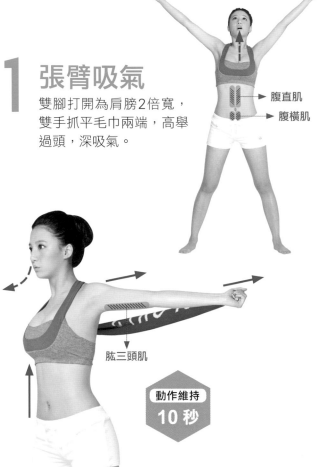

動作維持
10秒

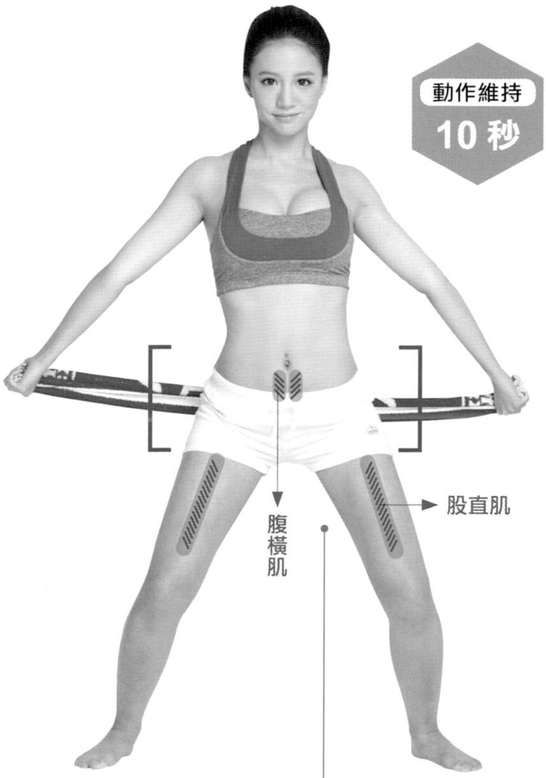

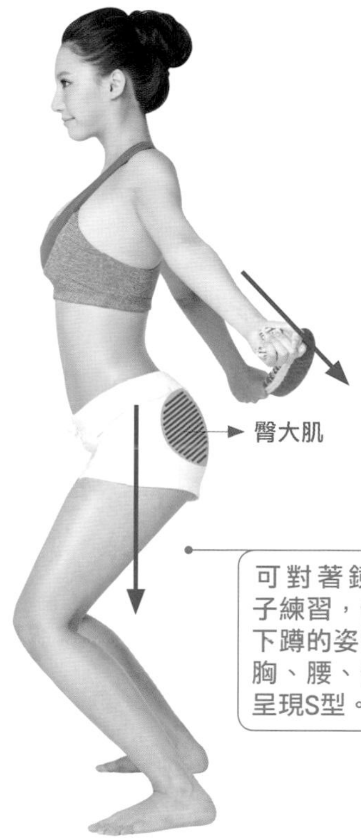

注意
可對著鏡子練習，側看下蹲的姿勢，胸、腰、臀會呈現S型。

注意
下蹲時，骨盆應垂直往下，上身勿駝背、勿前後左右歪斜，腰要挺直。

3 挑戰下蹲

慢慢吐氣，手在背後下降到後腰高度，雙腿慢慢半蹲，維持10秒。深吸一口氣，吐氣起身回位，重覆10次。

! Dr.說明示範

現代人工作很忙，上班族、學生族久坐少動，不僅體能活力退步，胸腰臀也容易失去彈性，越來越退縮下垂。也有工作時間不固定者，像采緹身為藝人，很不容易預排時間來運動，我介紹這個隨處可做的動作「後拉挺身＋原地半蹲」，可以讓胸部、前腹、後臀、大腿到膝蓋，同時練就彈性挺度和協調性。

【坐著練也挺瘦】：

腿力不足、膝蓋弱，或下蹲時上身容易歪斜者，可以先用椅子練習起立坐下，搭配毛巾後拉的動作。要記得，做毛巾操時，都要以「腹式呼吸法」來主導動作，以增進肢體施力，同時促進內臟燃脂（見第34頁）！

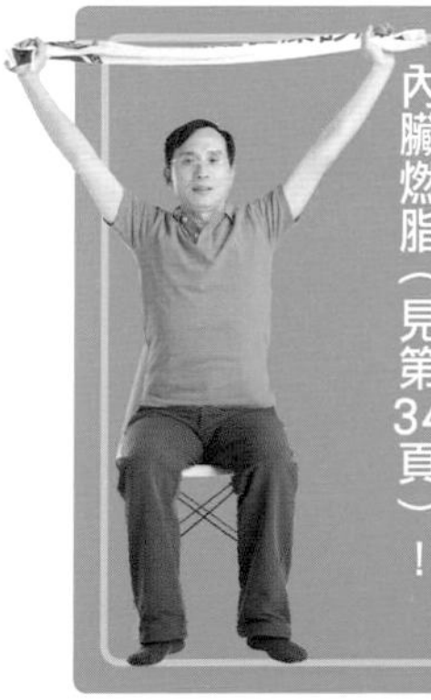

平舉×轉腰

減腰側贅肉

久坐者、宵夜族都容易形成惹人厭的三層肉。「平舉轉腰」透過扭轉腰部，幫助伸展腰側肌群，加強代謝兩側贅肉，還能刺激側邊淋巴系統，帶動消化系統，促進體內廢物排出。

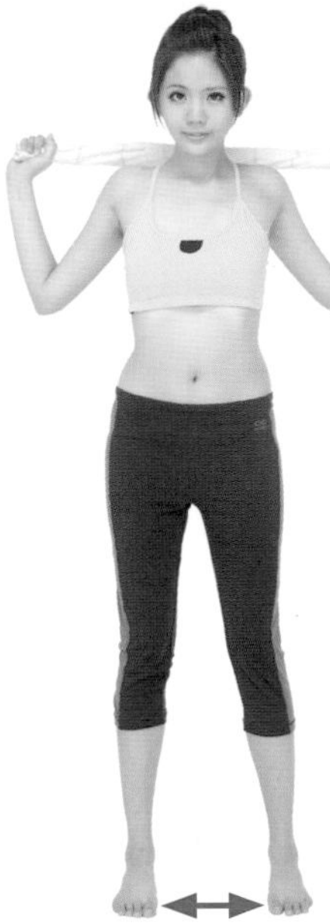

1 後舉毛巾

站立雙腳與肩同寬，握住毛巾兩端，放在肩後與肩平高。

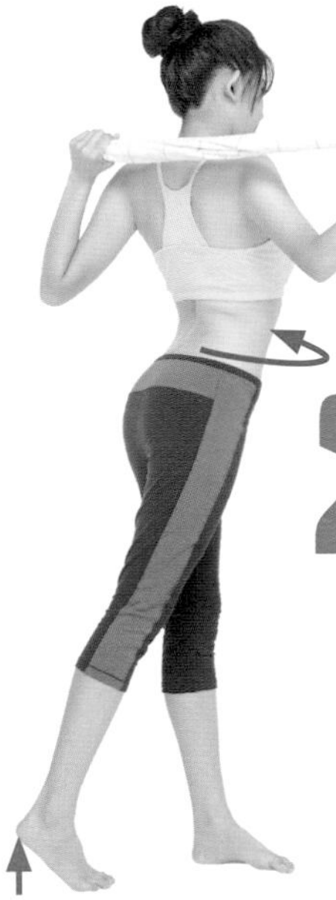

2 向左轉腰

邊拉毛巾邊向左側轉動腰部至緊繃，此時右腳腳跟略起、腳尖自然向內轉，維持10秒。

動作維持 10 秒

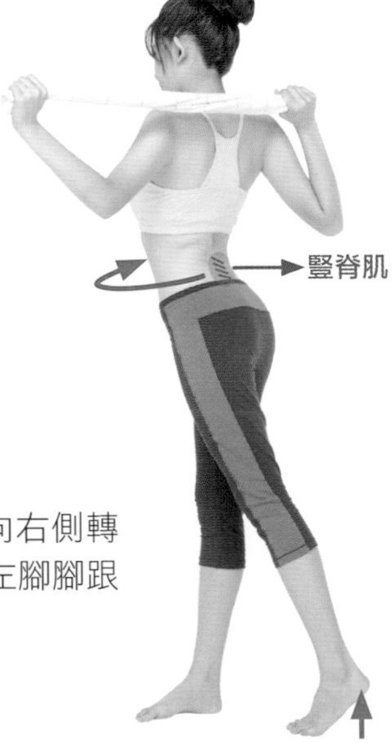

3 向右轉腰

慢慢回到步驟1，換向右側轉動腰部至緊繃，此時左腳腳跟略起、腳尖向內轉。

建議次數	左右交替 10 次
燃脂部位	腹內斜肌 腹外斜肌
消耗熱量	58.5 大卡

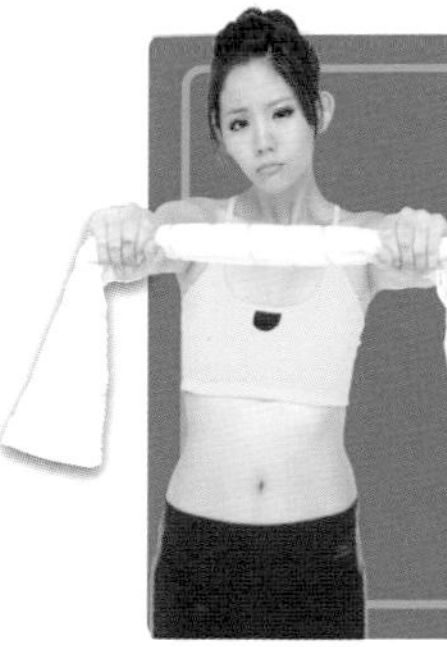

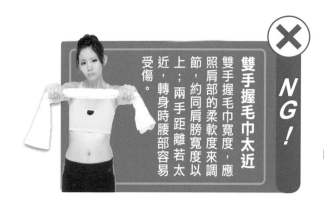

NG！

雙手握毛巾太近

雙手握毛巾寬度，應照肩部的柔軟度來調節，約同肩膀寬度以上；兩手距離若太近，轉身時腰部容易受傷。

4 跨大步轉腰

左右交替做10次後，雙腳可以再跨大一步的距離，大幅度左右轉動。

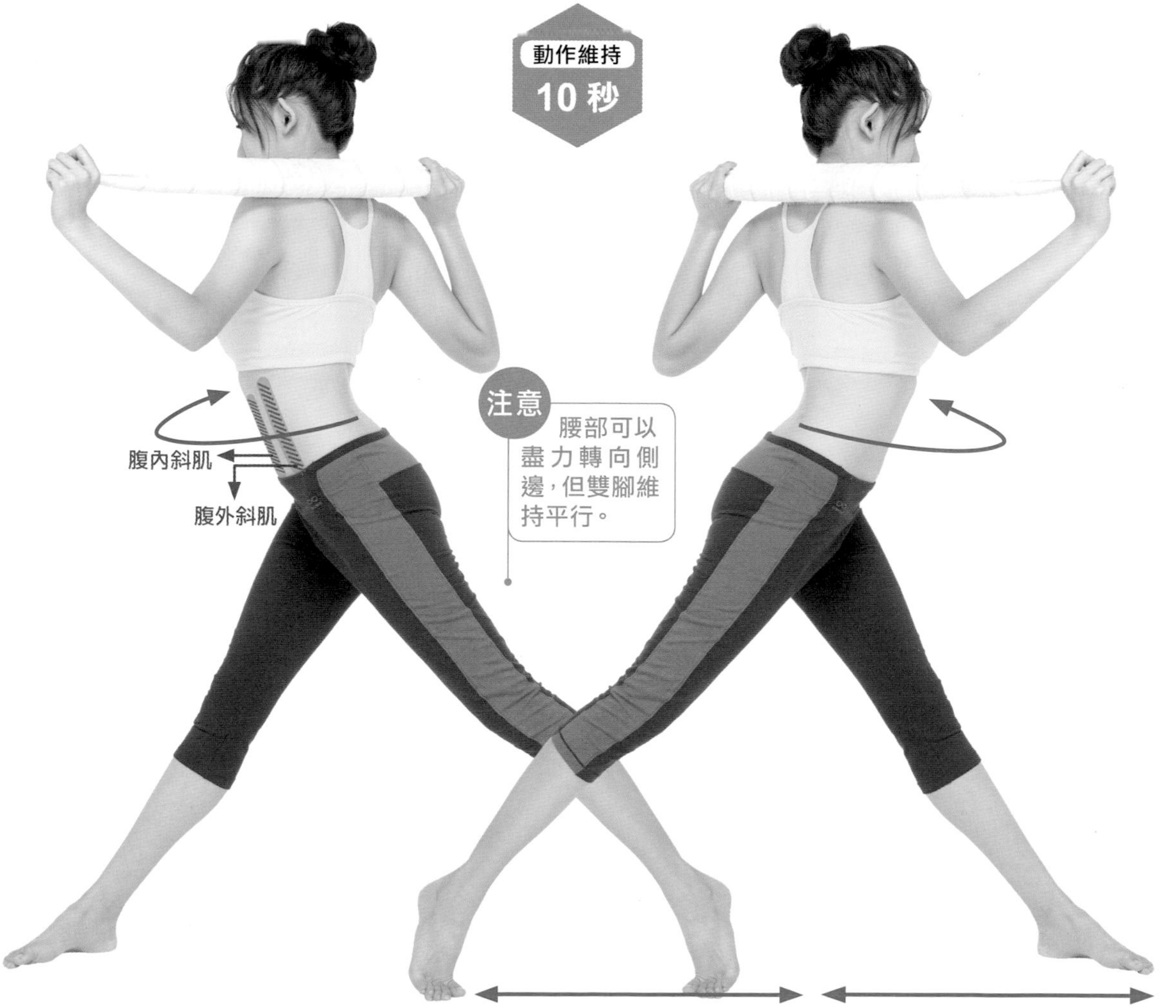
動作維持
10秒
腹內斜肌
腹外斜肌
注意
腰部可以盡力轉向側邊，但雙腳維持平行。

前蹲×轉腰

消上腹凸出

許多人四肢纖細，但上腹凸出像青蛙肚，原因就在進食太快、久坐少動。做此動作時將意識放在上腹，保持收腹，透過左右轉腰，加強腸胃蠕動消化，改善胃凸，就能平坦上腹。

建議次數	左右交替 30次
燃脂部位	腰方肌 腹直肌
消耗熱量	42.55大卡

1 半蹲繞毛巾

站立半蹲，雙腳打開為肩寬2倍，握住毛巾兩端，繞到背後肩胛骨下方緊貼。

注意 這個動作需依照身體寬度挑選毛巾長度，成人一般建議110cm以上的運動毛巾為佳。

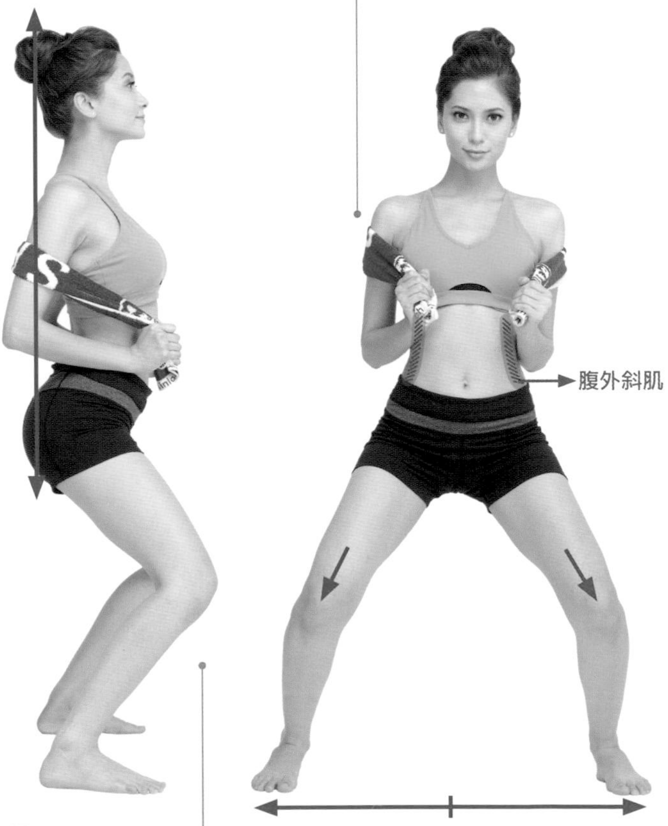

注意 雙腳膝蓋朝前方外八半蹲，上身保持挺直。

3 扭腰左轉

慢慢吐氣，右手帶動上半身扭轉至左邊，維持10秒後，深吸一口氣，吐氣回到步驟1，左右交替做30次。

2 扭腰右轉

慢慢吐氣，左手帶動上半身扭轉至右邊，吸氣，維持10秒。

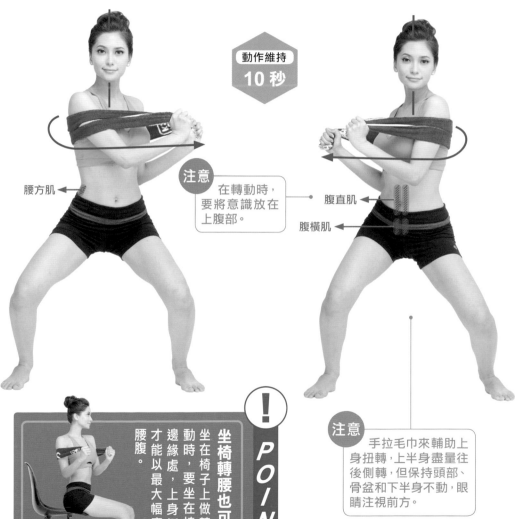

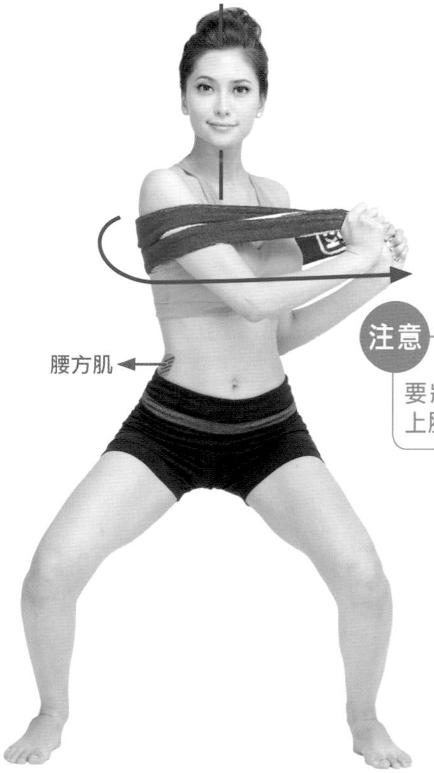

動作維持 10 秒

注意

在轉動時，要將意識放在上腹部。

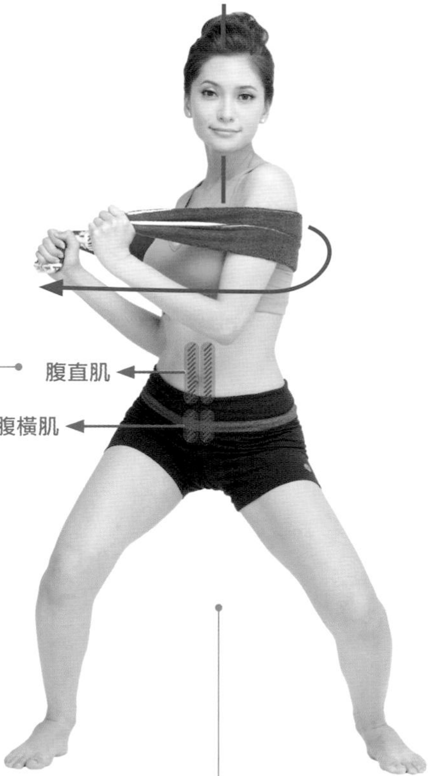

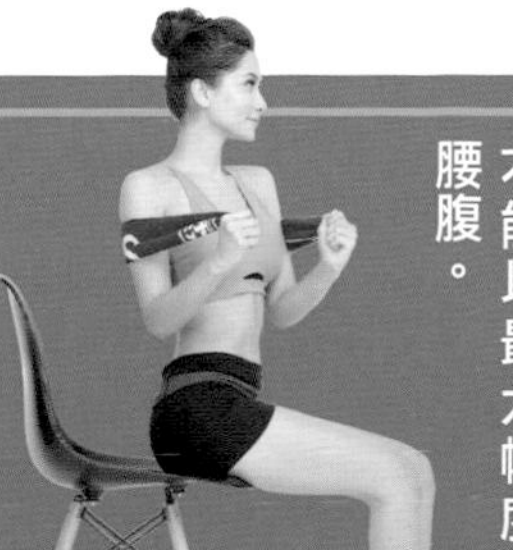

POINT

坐椅轉腰也可以

坐在椅子上做轉腰運動時，要坐在椅子的邊緣處，上身挺直，才能以最大幅度轉動腰腹。

注意

手拉毛巾來輔助上身扭轉，上半身盡量往後側轉，但保持頭部、骨盆和下半身不動，眼睛注視前方。

DVD示範 初級燃脂 04

高舉×側彎

消除三層肉

「高舉側彎」利用伸展側身，運動腰側及核心肌群，針對腹部贅肉、三層肉燃脂。動作看似簡單，但透過拉伸、擠壓充分進行運動，做操後效果顯著，讓水桶腰變小蠻腰。

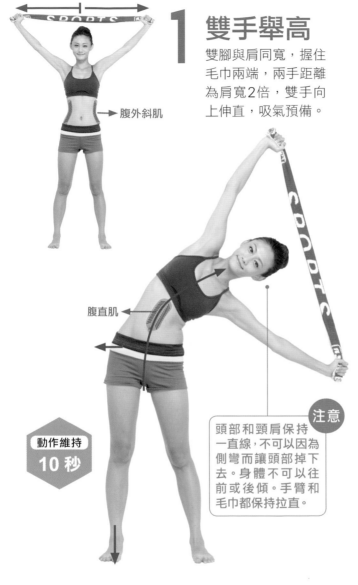

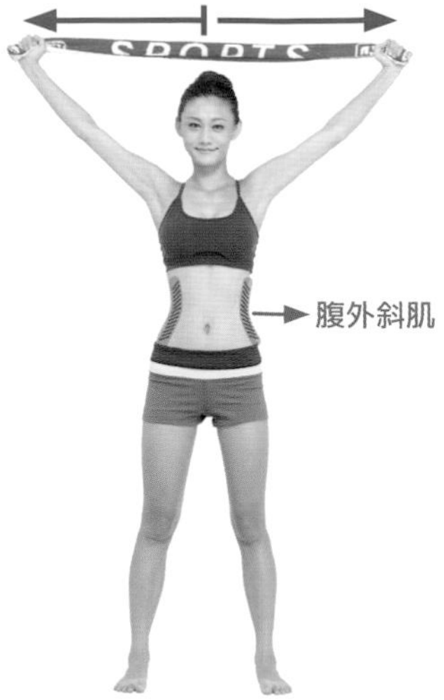

1 雙手舉高

雙腳與肩同寬，握住毛巾兩端，兩手距離為肩寬2倍，雙手向上伸直，吸氣預備。

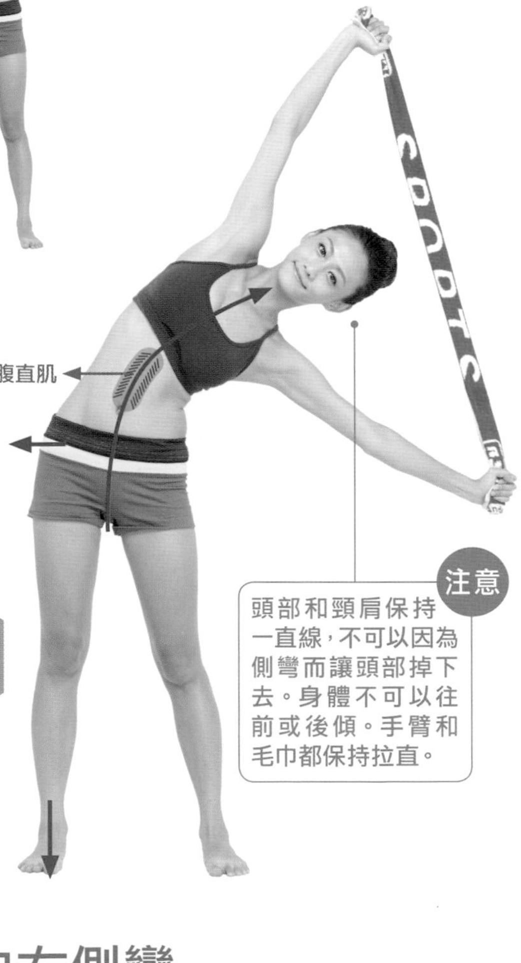

注意

頭部和頸肩保持一直線，不可以因為側彎而讓頭部掉下去。身體不可以往前或後傾。手臂和毛巾都保持拉直。

動作維持 10 秒

2 向左側彎

慢慢吐氣，上身往左側彎，臀部往右側平推，此時把重心放在右腳，保持呼吸維持10秒。

建議次數	左右交替 10 次
燃脂部位	腰方肌 腹外斜肌
消耗熱量	26.3 大卡

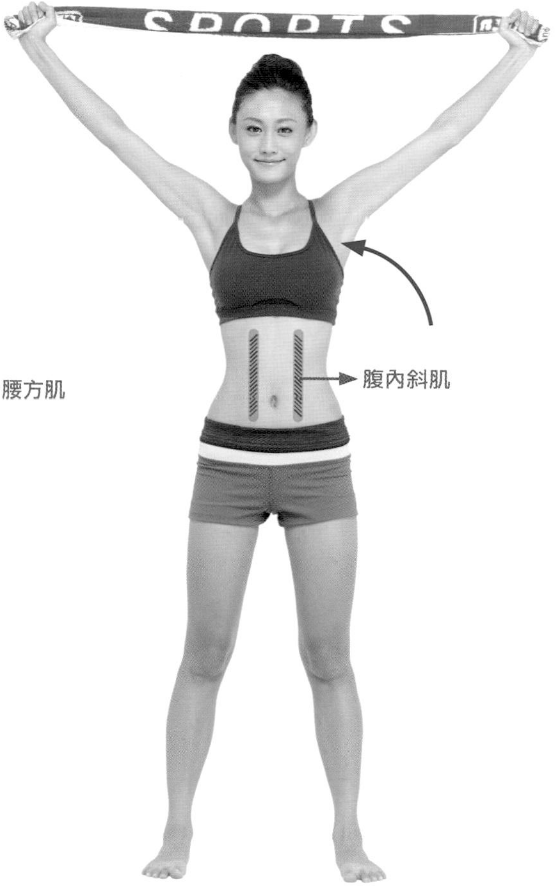

3 回到原位

吸一口氣，上半身回到身體中心同步驟1，把身體重心回到兩腳。

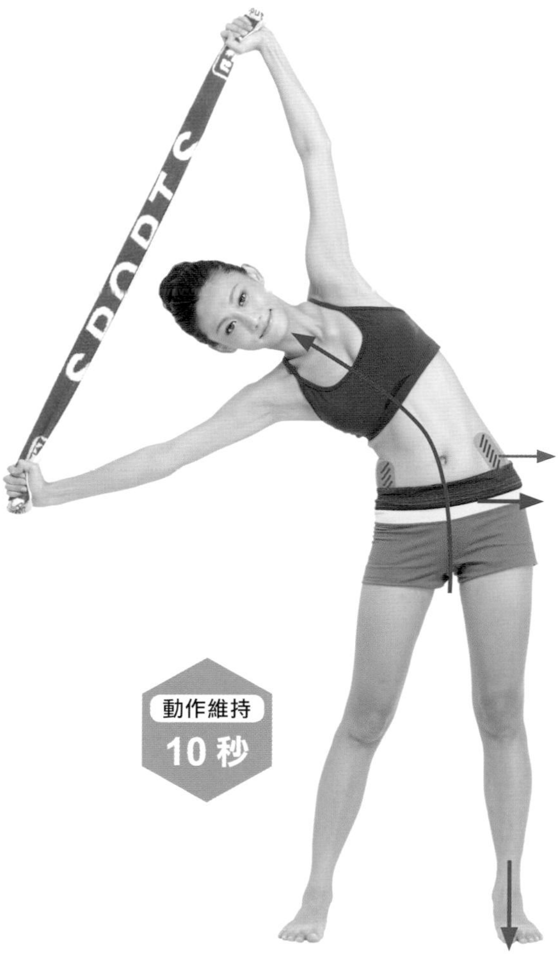

動作維持
10 秒

4 向右側彎

慢慢吐氣，上身往右側彎，臀部往左側平推，此時把重心放在左腳，保持呼吸維持10秒。左右交替做10次。

坐椅×抬膝

助小腹燃脂

許多女性為了身形好看，常穿高跟鞋、低腰褲，久之形成「骨盆前傾」、「小腹婆」，造成的脂肪累積，怎麼節食、運動就是瘦不了！此動作能刺激腹部燃脂、幫助骨盆回正。

建議次數	抬降交替 10次
燃脂部位	腹橫肌 腰方肌
消耗熱量	31.2 大卡

POINT

上身盡量挺直

在做這個動作時，尤其步驟3，上身多少會自然微彎。但是當你彎的幅度過大，造成胸腔擠壓，會感到不舒服，還是建議上身盡量挺直。

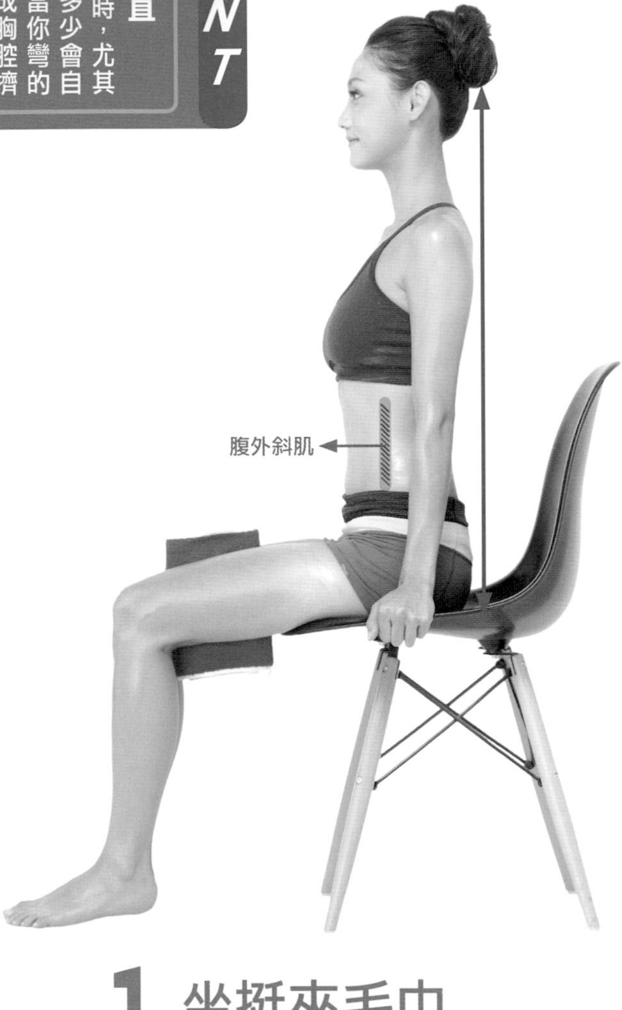

1 坐挺夾毛巾

坐在椅墊2/3的地方，把毛巾摺4摺，夾在大腿之間。

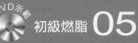

注意

為了燃燒腹部脂肪，抬腿時一定要靠腹肌力量，並保持上身挺直，勿過度後傾。如果靠手臂力量撐起，不僅效果大減，手臂也會痠痛。

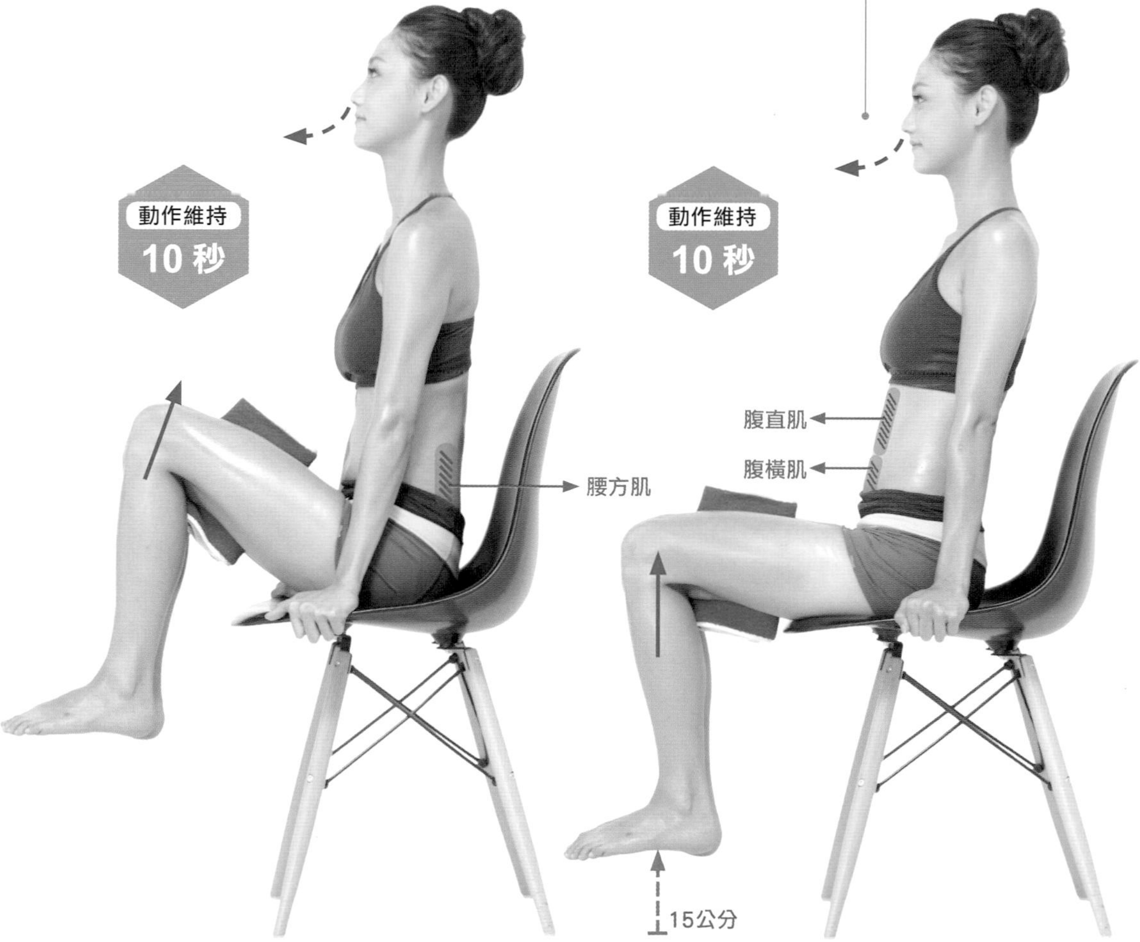

2 兩膝上抬

慢慢吐氣，雙手扶住椅墊，一邊靠腹部內縮力量將雙腿上抬15公分，維持10秒，保持腹式呼吸。

3 抬近胸部

慢慢吐氣，對腹部施加內縮壓力，讓雙腿往胸口靠近，直到大腿根部抬離椅墊。維持10秒，重覆做10次。

初級燃脂 06

伸展×前彎

解便秘排水

腹部核心肌群少動，容易瘀積廢物，也易形成中廣型身材、便秘、生理不順等。藉由「伸展前彎」拉展核心部位，可促進血液循環和排汗，幫助腸胃蠕動，促進燃脂和解便。

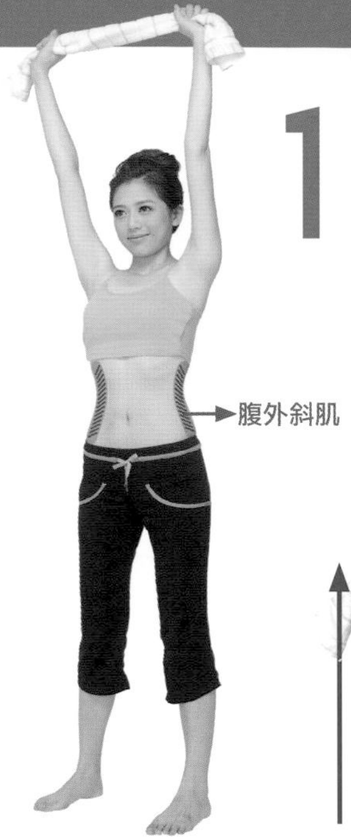

1 高舉毛巾

站立雙腳與肩同寬，雙手握住毛巾兩端上舉。

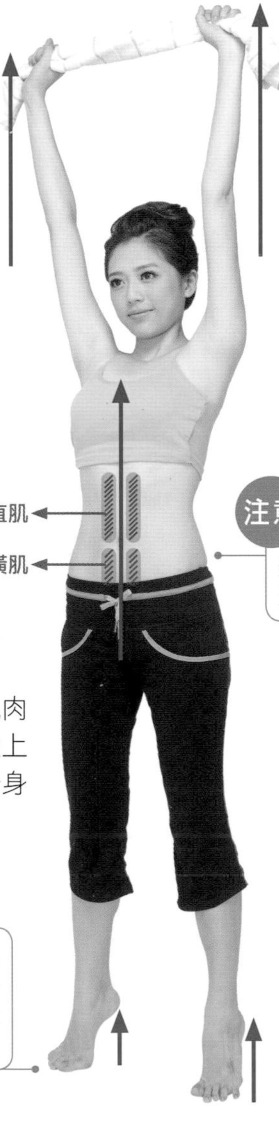

動作維持 10秒

2 踮腳拉高

鼻腹吸氣，小腹肌肉拉緊，雙手盡量往上延伸，踮腳尖，全身伸直維持10秒。

注意 在延伸時，盡量使脊椎和腹部伸直。

注意 雖踮起腳尖，但將意識集中以雙手和腰部伸長，使全身維持拉長平衡。

建議次數	維持10秒×20次
燃脂部位	腹橫肌 腹內斜肌
消耗熱量	33.33 大卡

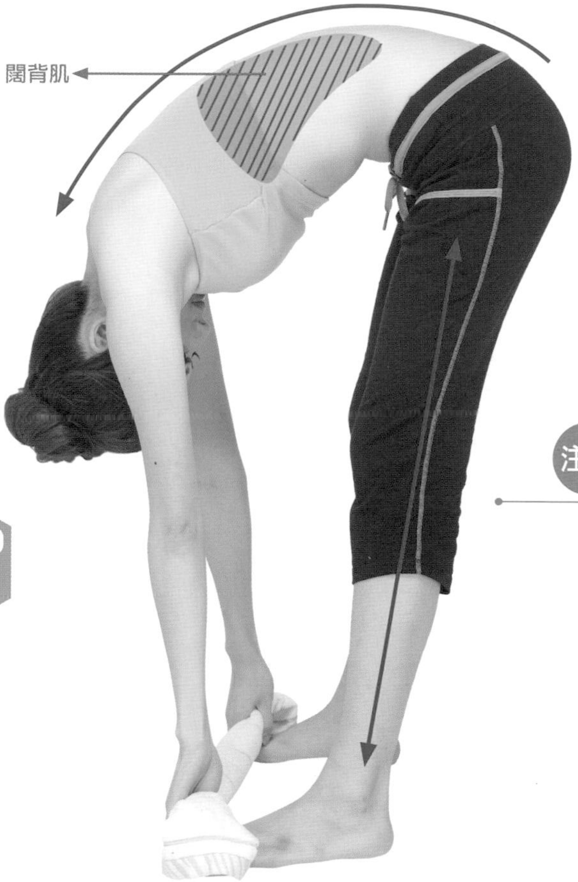

動作維持
10 秒

注意
放鬆身體下彎時，注意膝蓋不要彎曲。

3 吐氣前彎

手臂、上身保持緊繃，腹部吐氣內縮，腳跟放下，雙手和身體慢慢往下彎，雙手盡量碰到腳尖。

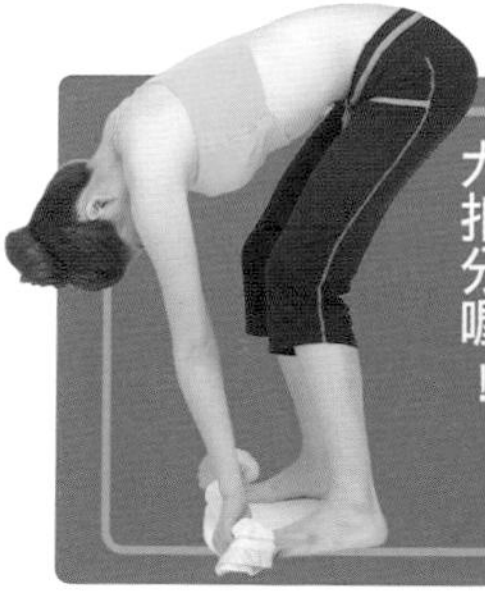

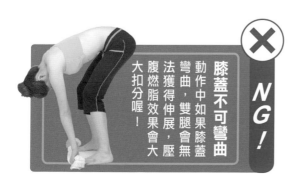

✕ NG!

膝蓋不可彎曲

動作中如果膝蓋彎曲，雙腿會無法獲得伸展，壓腹燃脂效果會大大扣分喔！

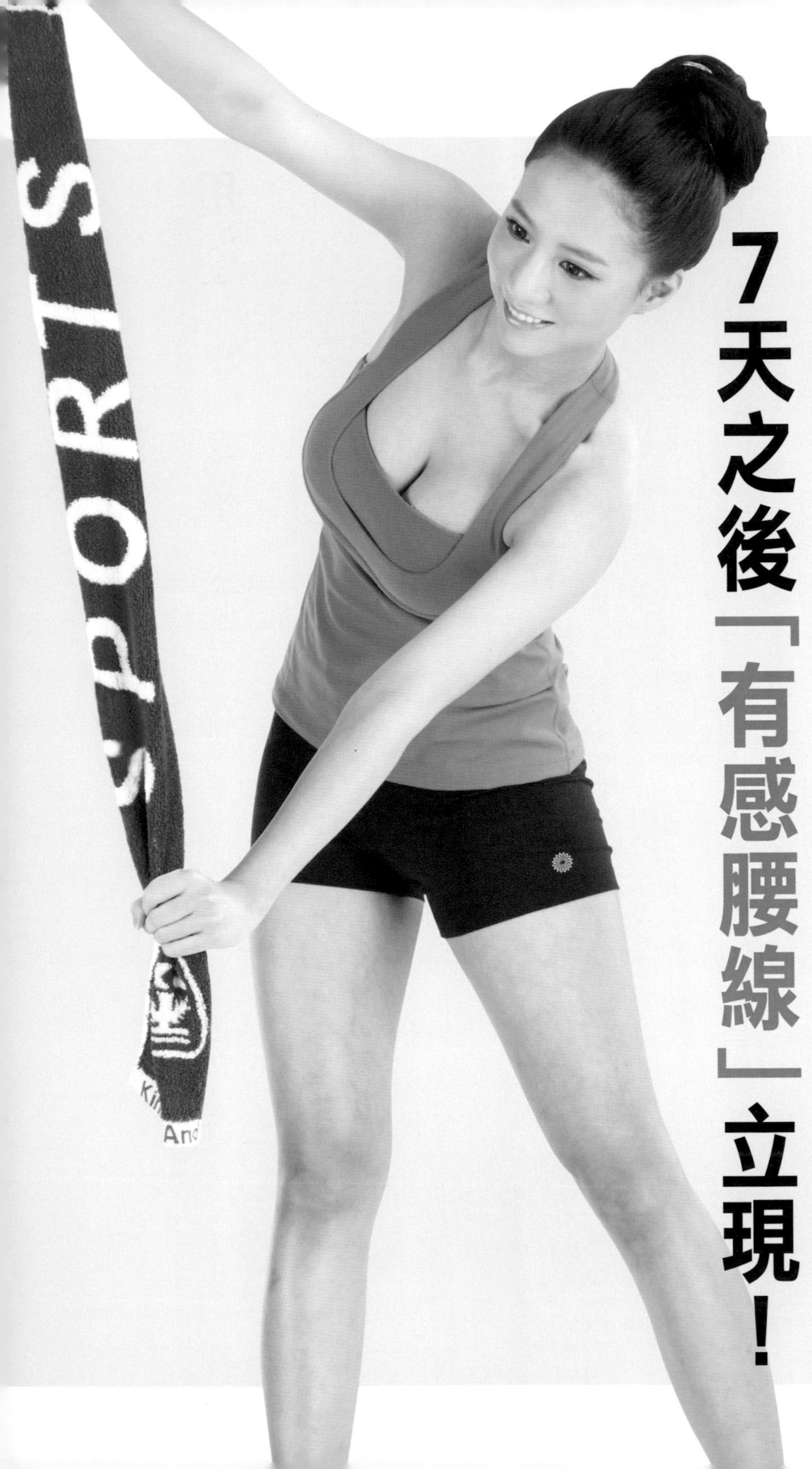

PART 4

【毛巾養肌力！】

每天5分鐘，7天之後「有感腰線」立現！

別讓瘦下來的肚皮鬆垮坍塌！

甩油之後，最怕肚皮鬆垮垮！

比起一味的只要變瘦，使肌肉量流失衰退，人體最核心的腹肌群（**腹直肌、腹外斜肌、腹內斜肌、腹橫肌**），不僅是維持性感曲線、體態挺麗的支柱，更具有保護體腔內臟的意義。

不過，長期肥胖、浮腫、產後、急速瘦身者，因為肚皮被撐大又縮小，肌膚組織已經被破壞，往往彈性鬆垮，容易生肥胖紋、妊娠紋、暗沉等霸佔肚臍四周、腰側和馬鞍部，不但看起來老氣又沮喪，整體體態也會加速鬆垮、彎腰駝背。

「馬甲線」是新世代「事業線」！練腹肌，也能讓胸部變挺！

腹肌，是天然的塑身衣，有緊實的肌肉，才能呈現出流線型腰線。因為肌肉有**「彈性能」**（elastic energy），有拉長伸展儲能的能力；尤其多運動鍛鍊，收縮時能讓儲存的「彈性能＋收縮力」獲得釋放，在一拉一縮間增加肌力表現，使肌肉線條緊實、明顯。

再者，當你運動腹肌，可以同時牽動胸部、臀部肌群，**讓胸部看起來比較立體飽滿，臀肌也增加上提力**；且使胸腔、腹腔、骨盆腔內的器官和血液循環得到按摩，適度做一番刺激和整理。

一般，男性因肌肉組織和荷爾蒙的作用，腹部大多可練得六塊肌、八塊肌，總稱「王字腹肌」。近年來，女性在醫美界的推廣，和許多偶像女星如蔡依林、李孝利、少女時代俞利等「名牌腹肌」的帶動下，年輕女性流行鍛鍊**「腹直肌」**（腹部中央兩邊的兩條直線），一般稱「馬甲線」、「11字腹肌」或「川字腹肌」，成為新世代另類「事業線」的性感指標。

適度鍛鍊核心肌群，才能擁有平坦小腹！

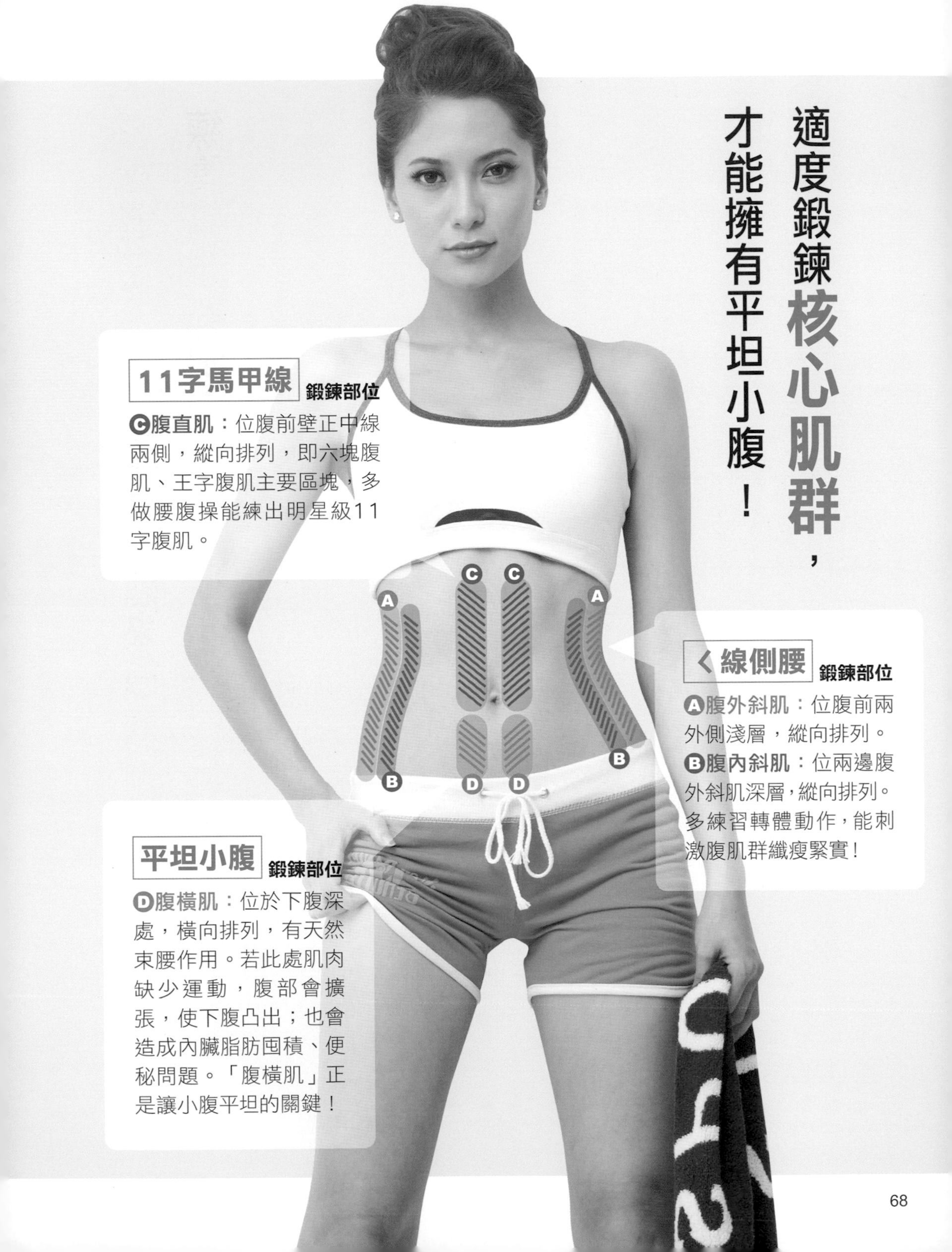

11字馬甲線 鍛鍊部位

Ⓒ腹直肌：位腹前壁正中線兩側，縱向排列，即六塊腹肌、王字腹肌主要區塊，多做腰腹操能練出明星級11字腹肌。

＜線側腰 鍛鍊部位

Ⓐ腹外斜肌：位腹前兩外側淺層，縱向排列。

Ⓑ腹內斜肌：位兩邊腹外斜肌深層，縱向排列。

多練習轉體動作，能刺激腹肌群纖瘦緊實！

平坦小腹 鍛鍊部位

Ⓓ腹橫肌：位於下腹深處，橫向排列，有天然束腰作用。若此處肌肉缺少運動，腹部會擴張，使下腹凸出；也會造成內臟脂肪囤積、便秘問題。「腹橫肌」正是讓小腹平坦的關鍵！

做錯運動，只會讓腹肌愈來愈大！練腹肌3要領：動對，比動多重要！

要領{1}

做操動作快沒用，對位適量才重要！

做腹部體操時，多數人會犯動作太快的錯誤；一旦你動作變快，並不是腹肌在收縮，而會造成腰肌和脊椎的負擔。再來，有些人愛炫燿自己一天做腹肌操300下，其實，**重點不在於反覆多少次，而是動作的正確性**；做操次數太多，會對脊椎與韌帶造成損傷。所以，「正確的姿勢＋適當的次數」，才是鍛鍊出腹部彈力的秘訣。

要領{2}

利用循環訓練法，先全身再局部鍛鍊！

腹肌「循環訓練法」，是先做全身性的有氧運動，使身體柔軟、啟動熱能後，接著，針對腹部做局部訓練，如此循環，對雕塑腹肌線條更有效。

要領{3}

避免單一重覆動作，才能均衡鍛鍊肌群！

做腹部運動，常會陷入一種迷思——**「一直只練重覆單一動作」**；像有人只做仰臥起坐，這是不好的例子，不僅會使肌肉局部容易疲乏、線條不勻稱，也很容易覺得無趣而不持久。腹部肌肉有：腹直肌、腹橫肌、腹外斜肌、腹內斜肌4大肌群，建議在以下本篇6個毛巾養腹肌操式中，**至少要實行2種動作**，才能鍛鍊出「前腹平、側腰瘦、腰線凹凸有致」3D勻稱的腹肌。

DVD示範 強效腹肌 01

半蹲×轉腰

緊實く腰線

兩腰側「く」字型是塑腰的重點部位；「半蹲轉腰」即是同時做毛巾後舉、雙腿半蹲、左右轉腰，來加強鍛鍊背側、腰側、臂邊肌肉，使整體側身線條纖細緊實。

建議次數	左右交替 10次
雕塑部位	腹外斜肌 腹橫肌
消耗熱量	37.5大卡

1 半蹲舉毛巾

雙腳與肩同寬，半蹲；雙手握住毛巾兩端平舉，將毛巾繞到頭後，貼在頭部與頸部交際處。

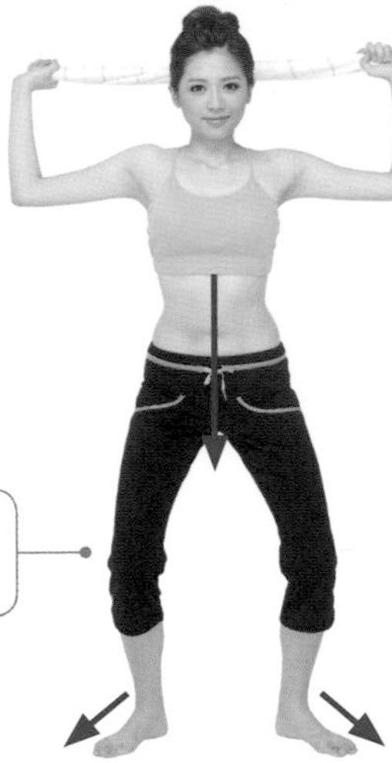

注意 雙腳膝蓋半蹲呈45度，膝蓋朝腳尖的方向延伸。

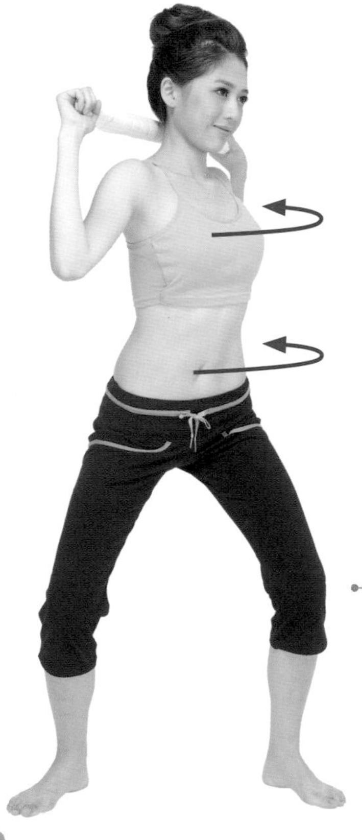

動作維持 10秒

注意 以毛巾輔助頭部轉動，上半身盡量後轉90度，但骨盆和膝蓋保持不動。

2 上身左轉

腹部慢慢吸氣，腰部帶動上半身、頭部轉至左後側，維持10秒。

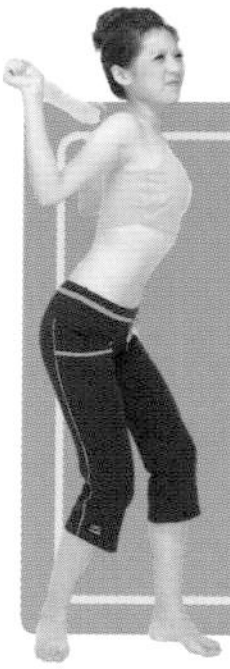

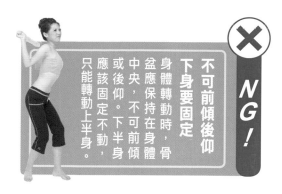

NG！

不可前傾後仰
下身要固定

身體轉動時，骨盆應保持在身體中央，不可前傾或後仰。下半身應該固定不動，只能轉動上半身。

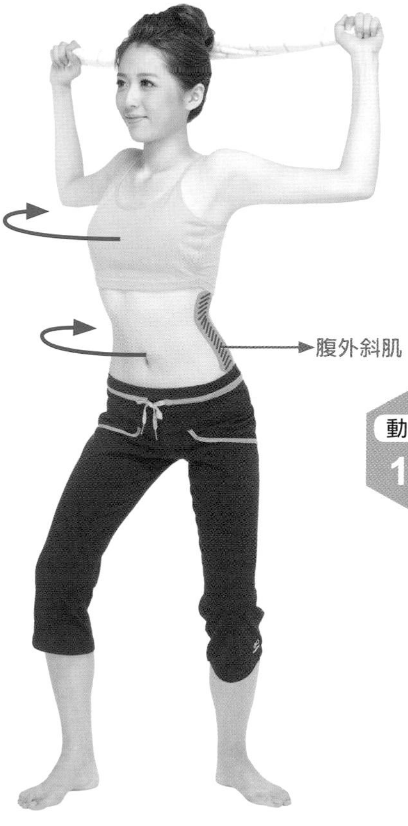

動作維持
10秒

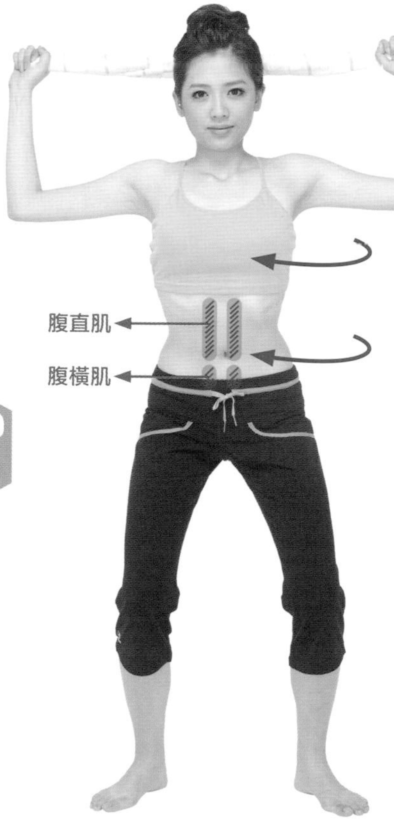

3 吸氣轉回

慢慢吸氣，身體轉回到正中心，呼吸調整好後再繼續換邊轉。

4 上身右轉

慢慢吐氣，換上身往右後方轉，左右交替做10次。

平躺×轉腰

馬甲線塑型

下半身寬鬆、生產過後的人妻最難瘦的地方，就屬骨盆兩側的「馬鞍肉」了。「平躺轉腰」主要是抬膝的同時，扭轉腰部和臀部，緊實腰側的腹外斜肌，形成天然的馬甲。

建議次數	左右交替 10次
雕塑部位	腹外斜肌 闊筋膜張肌
消耗熱量	58.33大卡

1 平躺夾毛巾

將毛巾摺成球狀，躺在軟墊或床上，雙手張開放在地板上，將毛巾球夾在膝蓋間。

注意 建議用大一點的毛巾來折，形成約15公分寬的球狀。

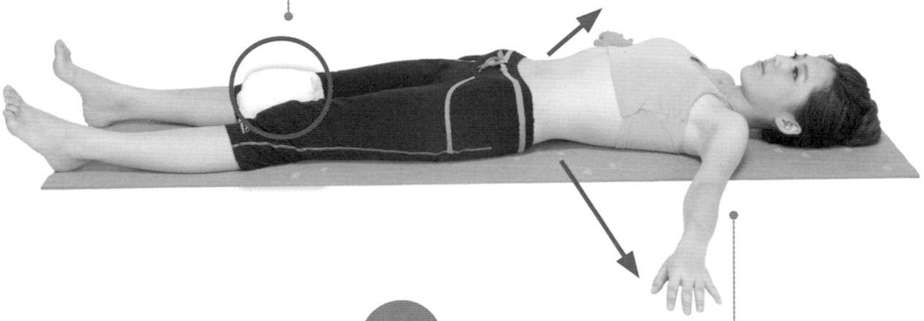

注意 雙手完全攤開是為了加強轉體時的穩定性，讓腰部扭轉兩側時能更用力。

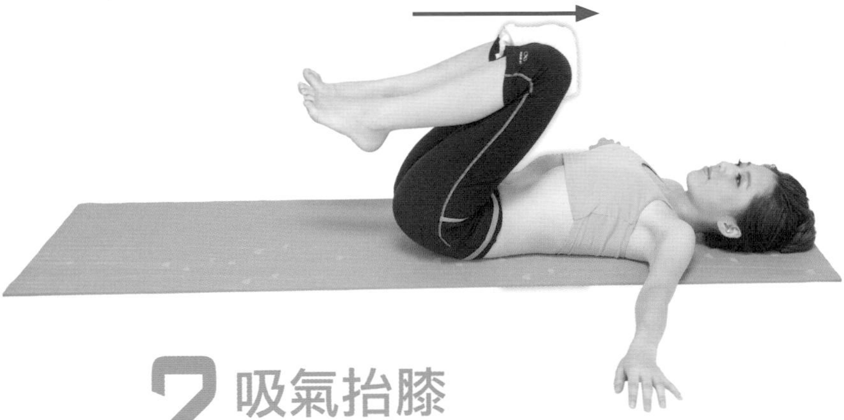

2 吸氣抬膝

兩腿膝蓋彎起，吸氣，雙膝盡量抬靠近胸部。

3 右轉吐氣

腰部和腿部轉向右邊，吐氣，膝蓋盡量碰地，維持10秒後回到中間。

注意
扭轉下身時，臉保持朝向上或轉向膝蓋不同的方向。

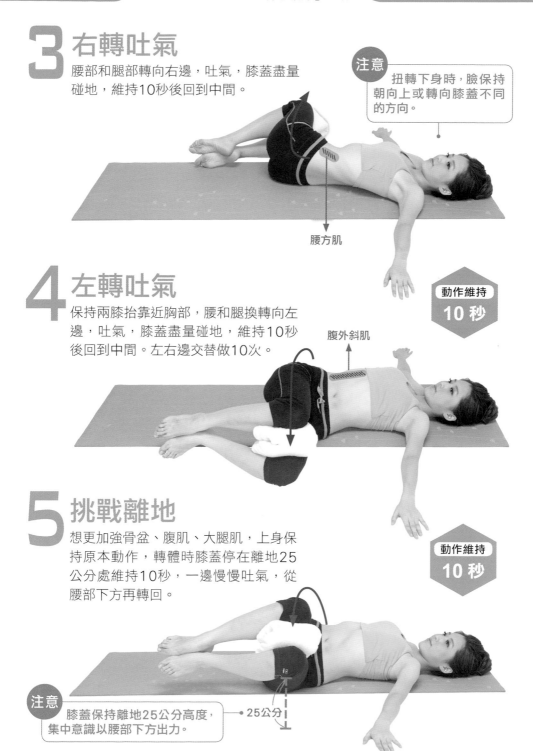

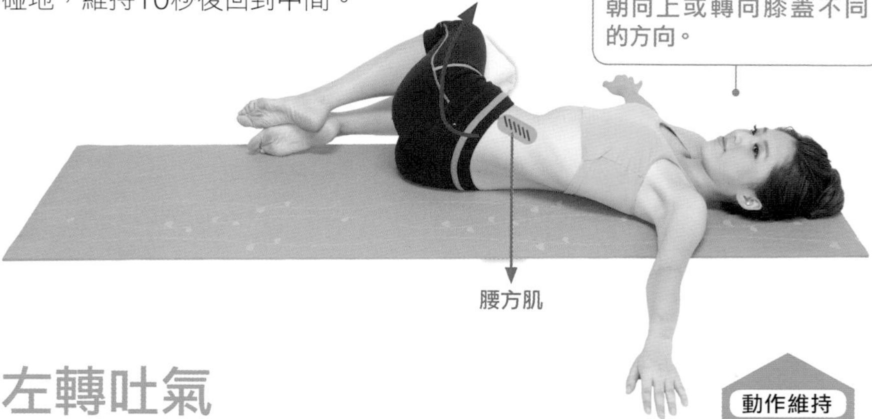

4 左轉吐氣

保持兩膝抬靠近胸部，腰和腿換轉向左邊，吐氣，膝蓋盡量碰地，維持10秒後回到中間。左右邊交替做10次。

動作維持
10 秒

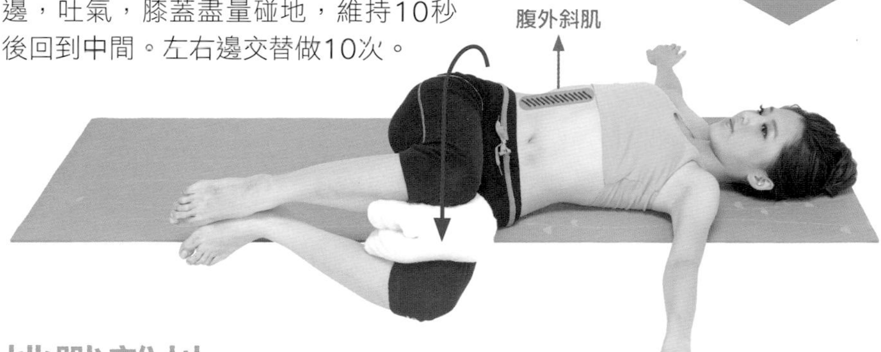

5 挑戰離地

想更加強骨盆、腹肌、大腿肌，上身保持原本動作，轉體時膝蓋停在離地25公分處維持10秒，一邊慢慢吐氣，從腰部下方再轉回。

動作維持
10 秒

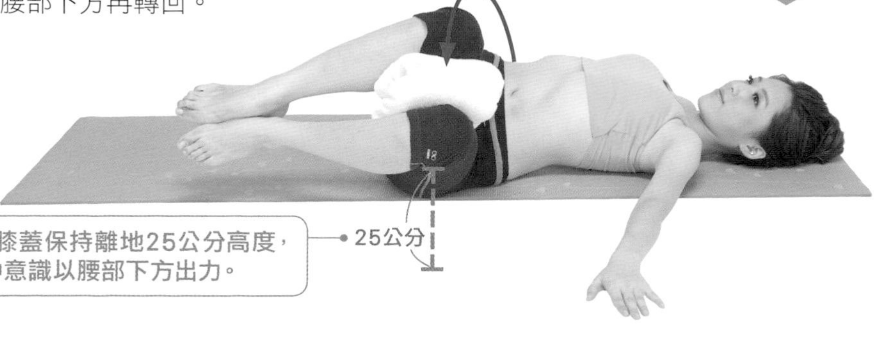

注意
膝蓋保持離地25公分高度，集中意識以腰部下方出力。

8字×轉體

塑型11字線

「8字轉體」鍛鍊上腹部和下腹部，透過8字型扭轉上身，加強腹部肌群，達到消耗脂肪的目的。並且，在訓練中，藉由局部用力，將脂肪縮小，讓腹肌變緊實有線條。

建議次數	左右交替 10次
雕塑部位	腹外斜肌 腹內斜肌
消耗熱量	50 大卡

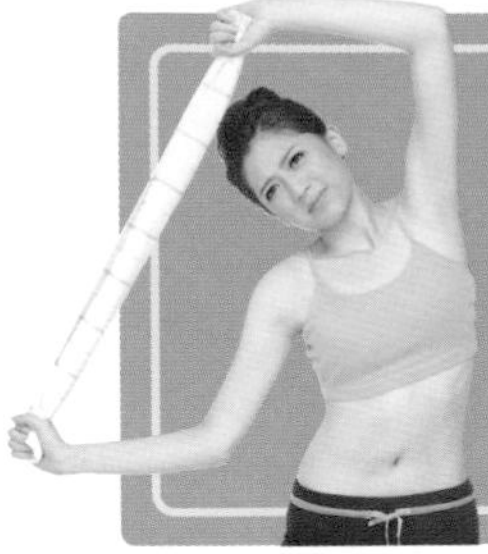

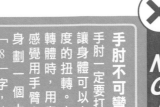

NG!

手肘不可彎曲

手肘一定要打直，讓身體可以大幅度的扭轉。左右轉體時，用意識感覺用手臂和上身劃一個大的「8」字，能使動作更流暢。

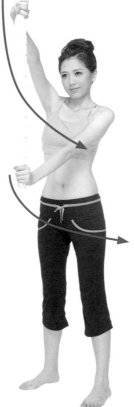

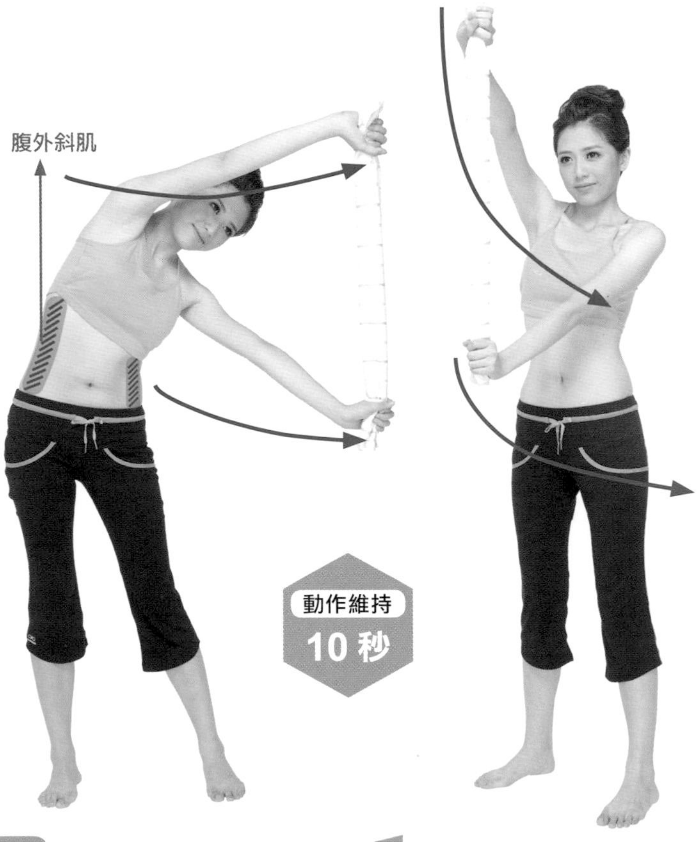

1 右上左下

站立雙腳與肩同寬，兩手拉直毛巾兩端，先以右手在上、左手在下，掌心都朝右，位身體中心直線預備。

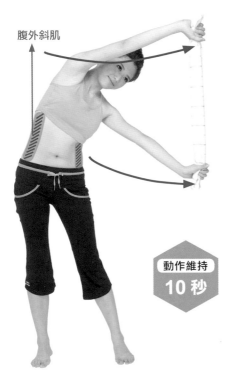

2 向左轉體

吐氣時，手帶動腰部往下扭轉至左下側，維持10秒。

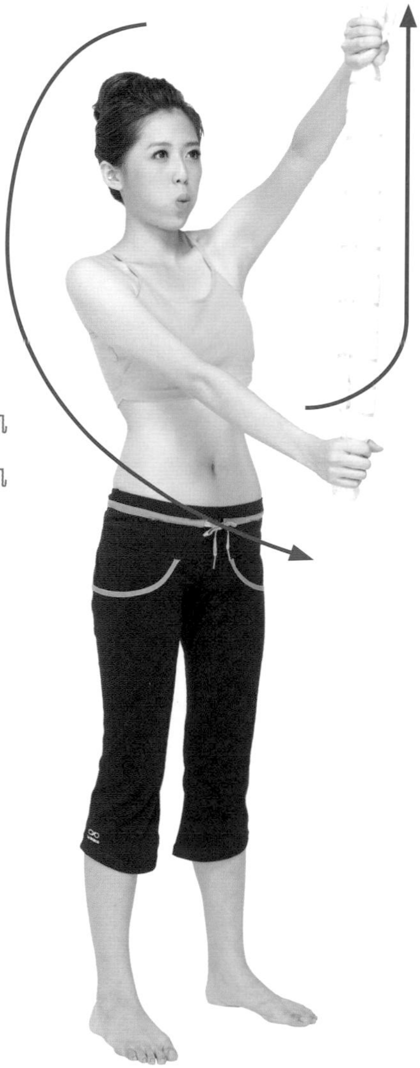

3 左上右下

回到身體正中心，上下手翻轉毛巾，採左手在上、右手在下，掌心都朝左，調整呼吸。

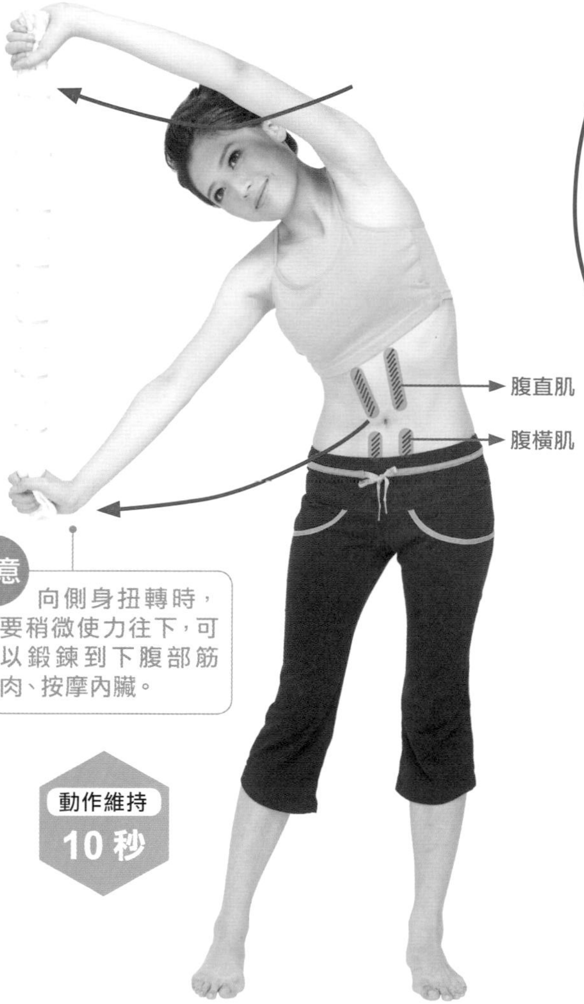

注意

向側身扭轉時，要稍微使力往下，可以鍛鍊到下腹部筋肉、按摩內臟。

動作維持 10秒

4 向右轉體

腹部深吸口氣，吐氣時，手帶動腰部往下扭轉至身體右下側，維持10秒。

掛頸×起坐

緊實腹肌群

動作似仰臥起坐，但在頸部掛條毛巾以便施力，確實借重毛巾撐住脖子，雙手和上身配合吐氣縮腹同時出力坐起，讓動作很容易完成！能促進腹部緊實，刺激腹腔器官機能。

建議次數	維持10秒×10次
雕塑部位	腹橫肌 腹內斜肌
消耗熱量	66.67 大卡

1 平躺預備

身體平躺在軟墊或床上，雙腳併攏向前伸，將毛巾掛在脖子上，雙手握住毛巾兩端，腹部吸氣。

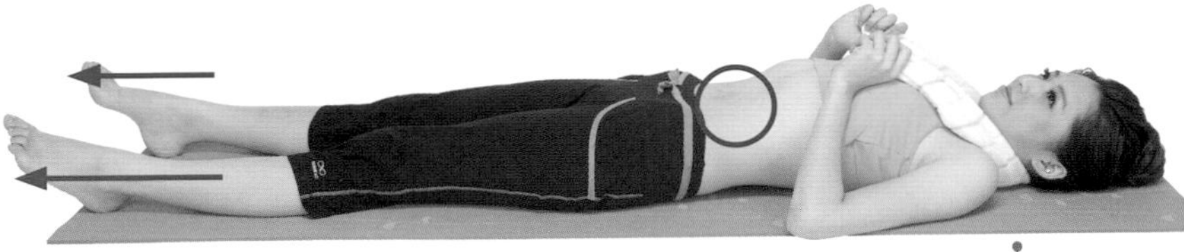

注意 毛巾在動作中為保護頸部，讓頸部有支撐力才不會受傷。

NG!

腳不能跟著抬起

練習時，腳不能跟著抬起，會減少腰部用力的作用。

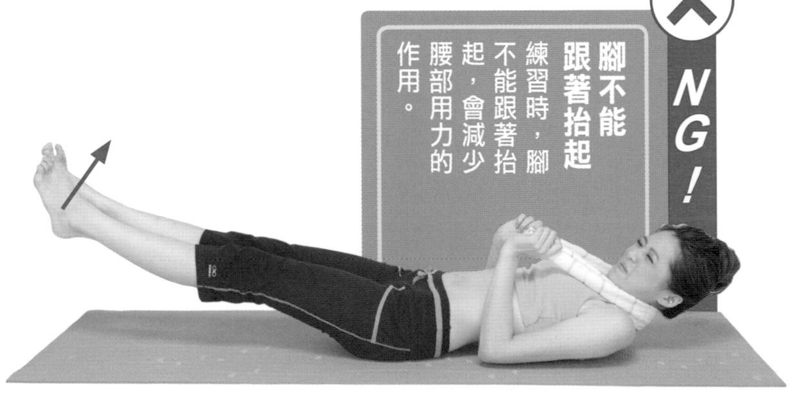

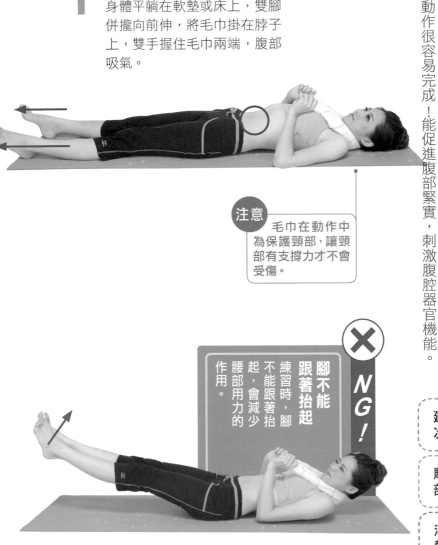

2 抬起上身

吐氣縮腹，利用腹部內縮力量和毛巾撐力慢慢抬起上身，離地面30公分高；調整吸氣，維持10秒。

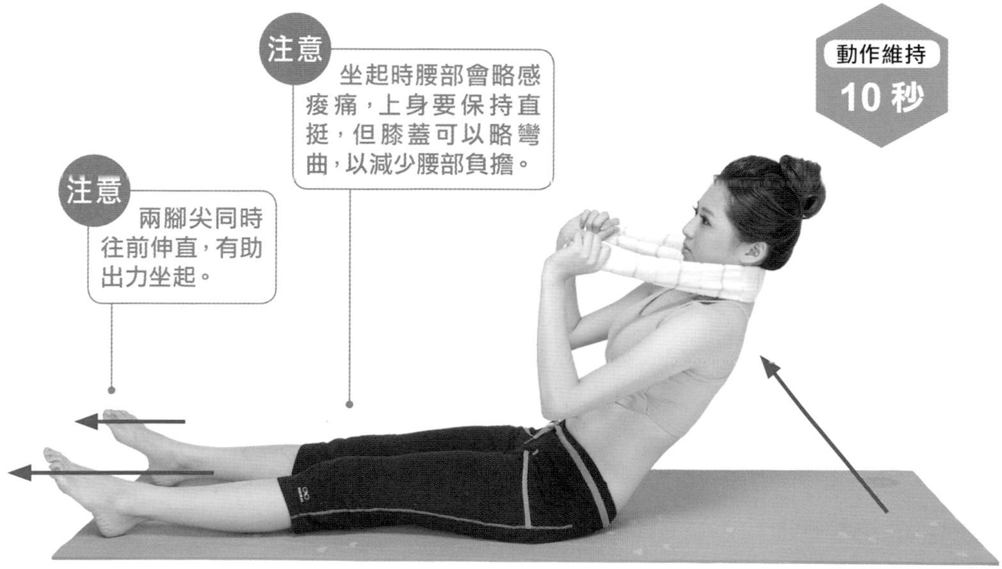
注意
坐起時腰部會略感痠痛，上身要保持直挺，但膝蓋可以略彎曲，以減少腰部負擔。
注意
兩腳尖同時往前伸直，有助出力坐起。
動作維持
10 秒

3 躺回休息

慢慢放鬆躺回，再重覆步驟2，做10次即可。

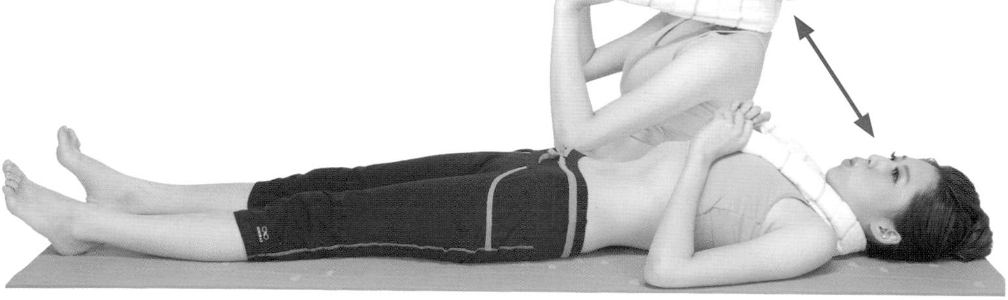

平躺×側彎

修長腰線條

「平躺側彎」躺著、站著都適做。躺著做能開展腹部肌群、使腹腔內血液循環，促進腸道健康。站著做則能幫助脊椎回位，修飾腰線、展現迷人的側腰弧度。

建議次數	左右交替 10次
雕塑部位	腹直肌 腹外斜肌 腹內斜肌
消耗熱量	50大卡

1 平躺預備

平躺在軟墊或床上，雙腳打開與肩同寬，腳掌向前伸直，腳背往下、向前壓；將毛巾平舉在胸前預備。

注意 雙手平行握住毛巾，手不能彎曲，間距可視身體左右側彎程度調整。

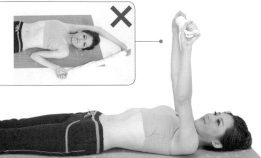

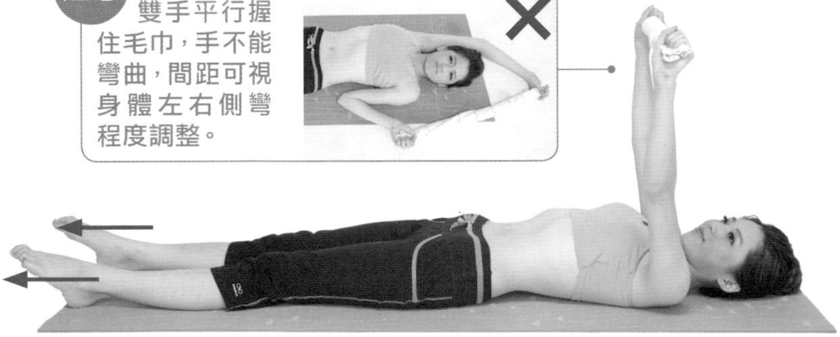

注意 做操過程中保持毛巾兩邊拉直，以維持雙臂距離。

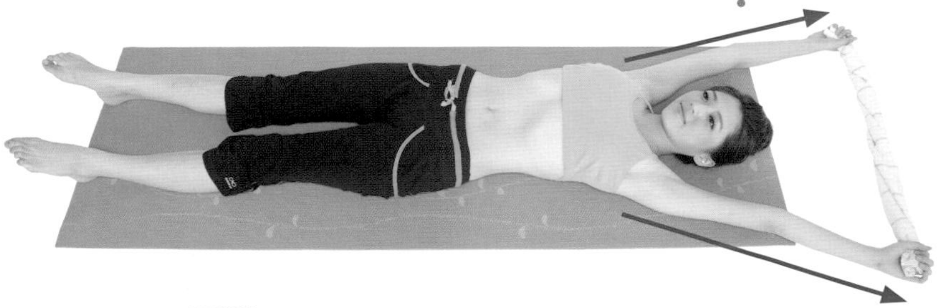

2 高舉毛巾

雙手保持握住毛巾兩端，慢慢高舉過頭，手臂完全伸直，平放在軟墊上稍微停留，準備調整呼吸。

3 向右側彎

深吸氣，吐氣時腹部內縮，右手帶動身體和雙手順勢向右彎，盡量延伸使身體左側有緊繃感。再吸氣，慢慢吐氣，維持10秒。

注意 側彎時，雙臂、毛巾、頭和身體都應維持在一平面，不要往前或翹起，避免用錯出力點。

動作維持 10 秒

注意 每次側彎腹部一定要內縮，且維持10秒。

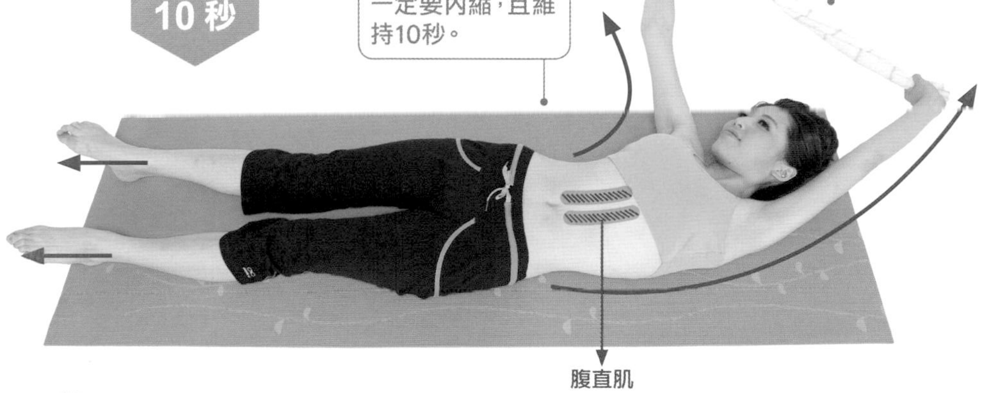

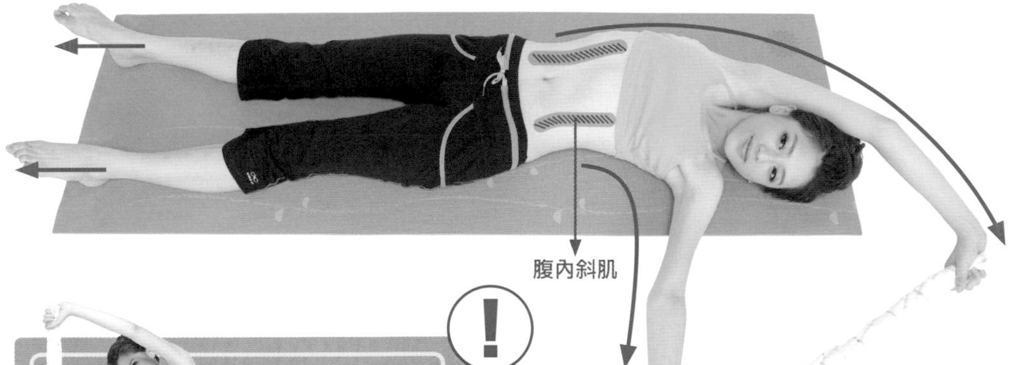

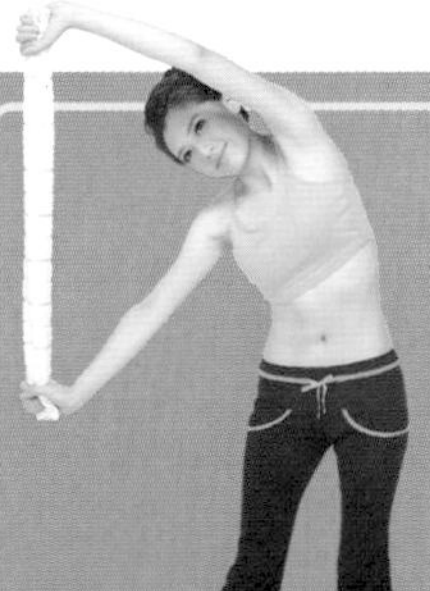

POINT

站立式拉毛巾側彎

站著拉毛巾可以改善因長期姿勢不良，或體重負擔、運動傷害等造成脊椎側彎，有助拉長身形。

4 向左側彎

調整呼吸，一邊恢復到中心姿勢，再換側彎到左邊。左右交替做10次。

拉腳×抬身

強化腹肌力

此動作屬於較高難度，能大大增加腰部柔軟性，加速燃燒腹部脂肪，強化腹部肌肉群。剛開始做此動作有困難者，可以選擇長一點毛巾或圍巾替代。建議腰受傷或年長者不要做。

建議次數	維持10秒×10次
雕塑部位	腹橫肌 腹直肌 腹內外斜肌
消耗熱量	58.33 大卡

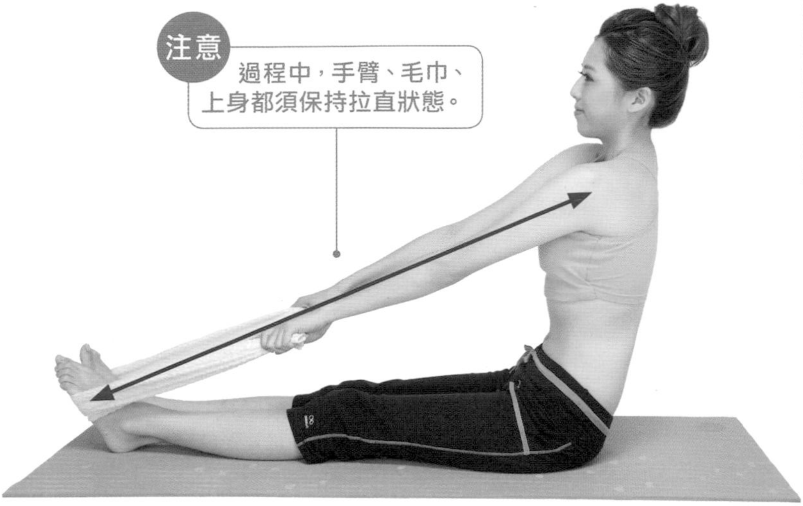

1 坐定套腳

坐在軟墊或床上，雙腳向前伸直。將毛巾套在雙腳腳底，雙手握住毛巾兩端。

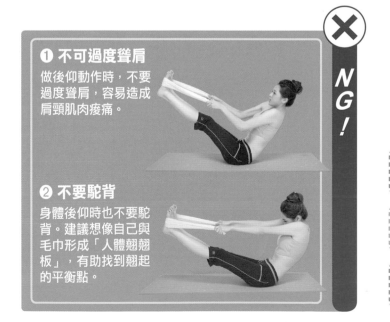

NG!

① 不可過度聳肩

做後仰動作時，不要過度聳肩，容易造成肩頸肌肉痠痛。

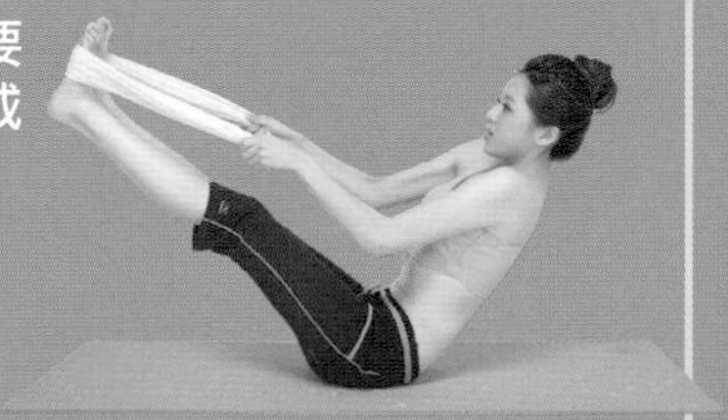

② 不要駝背

身體後仰時也不要駝背。建議想像自己與毛巾形成「人體翹翹板」，有助找到翹起的平衡點。

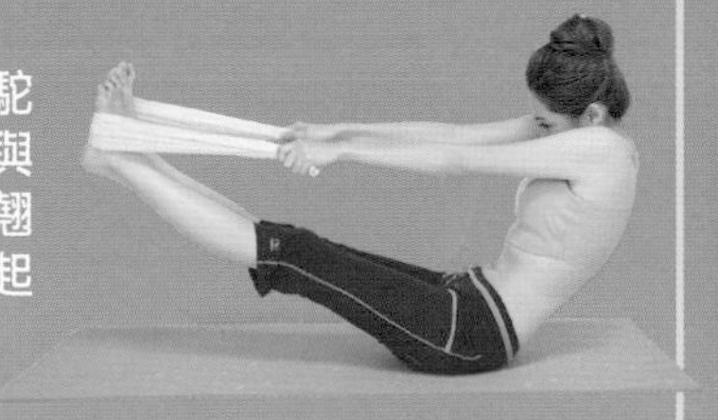

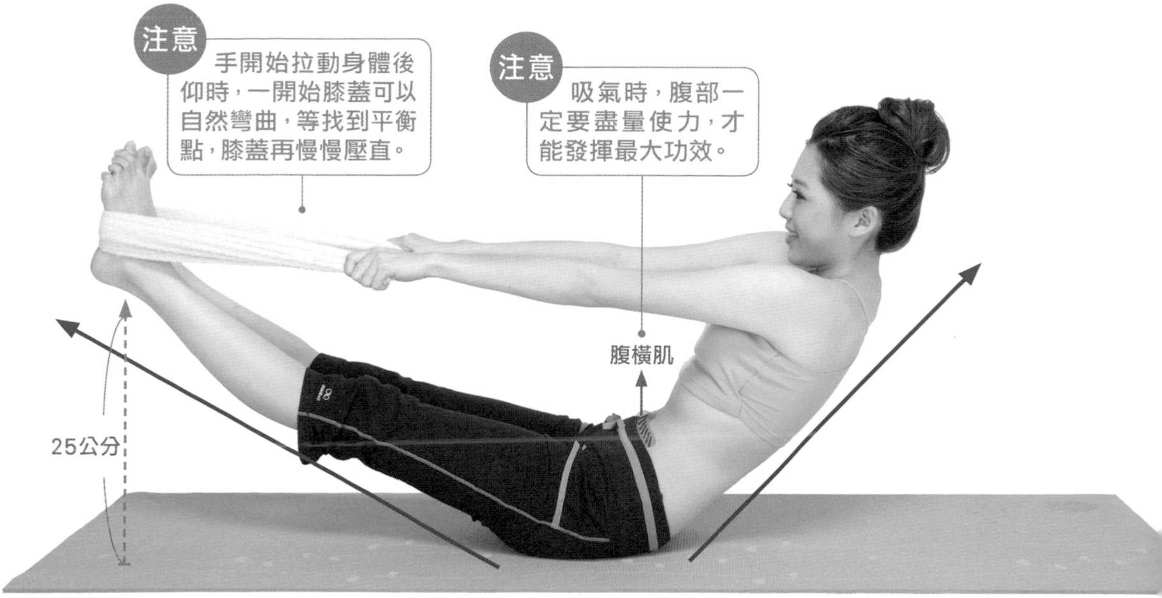
注意
手開始拉動身體後仰時，一開始膝蓋可以自然彎曲，等找到平衡點，膝蓋再慢慢壓直。
注意
吸氣時，腹部一定要盡量使力，才能發揮最大功效。
腹橫肌
25公分

2 後仰呈V字

腹部吸氣，身體慢慢後仰，雙手拉毛巾帶動腿部離地高約25公分。此時上身和腿部維持住V字型。

動作維持
10 秒

3 穩定再回位

以腹部的力量穩定V字型動作，慢慢吐氣維持10秒，再回到坐姿放鬆，重覆做10次。

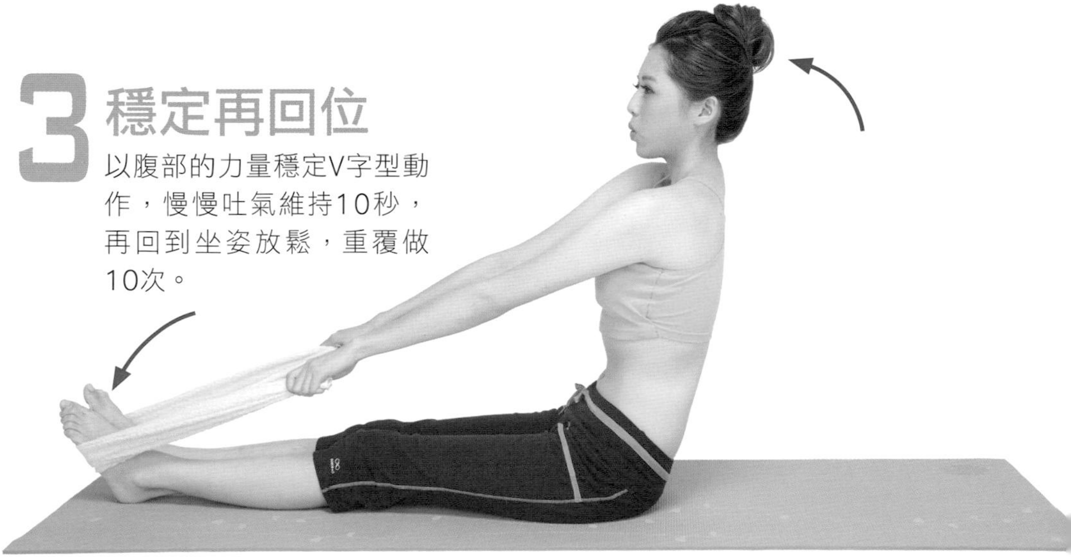

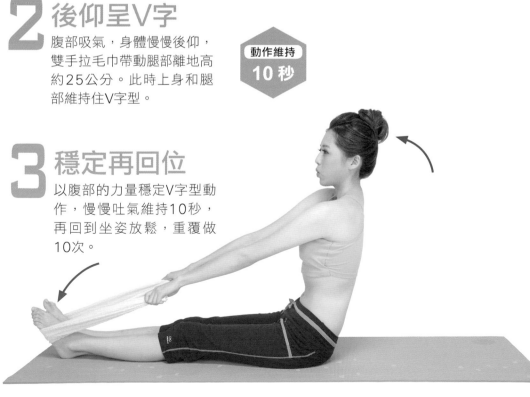

PART
5

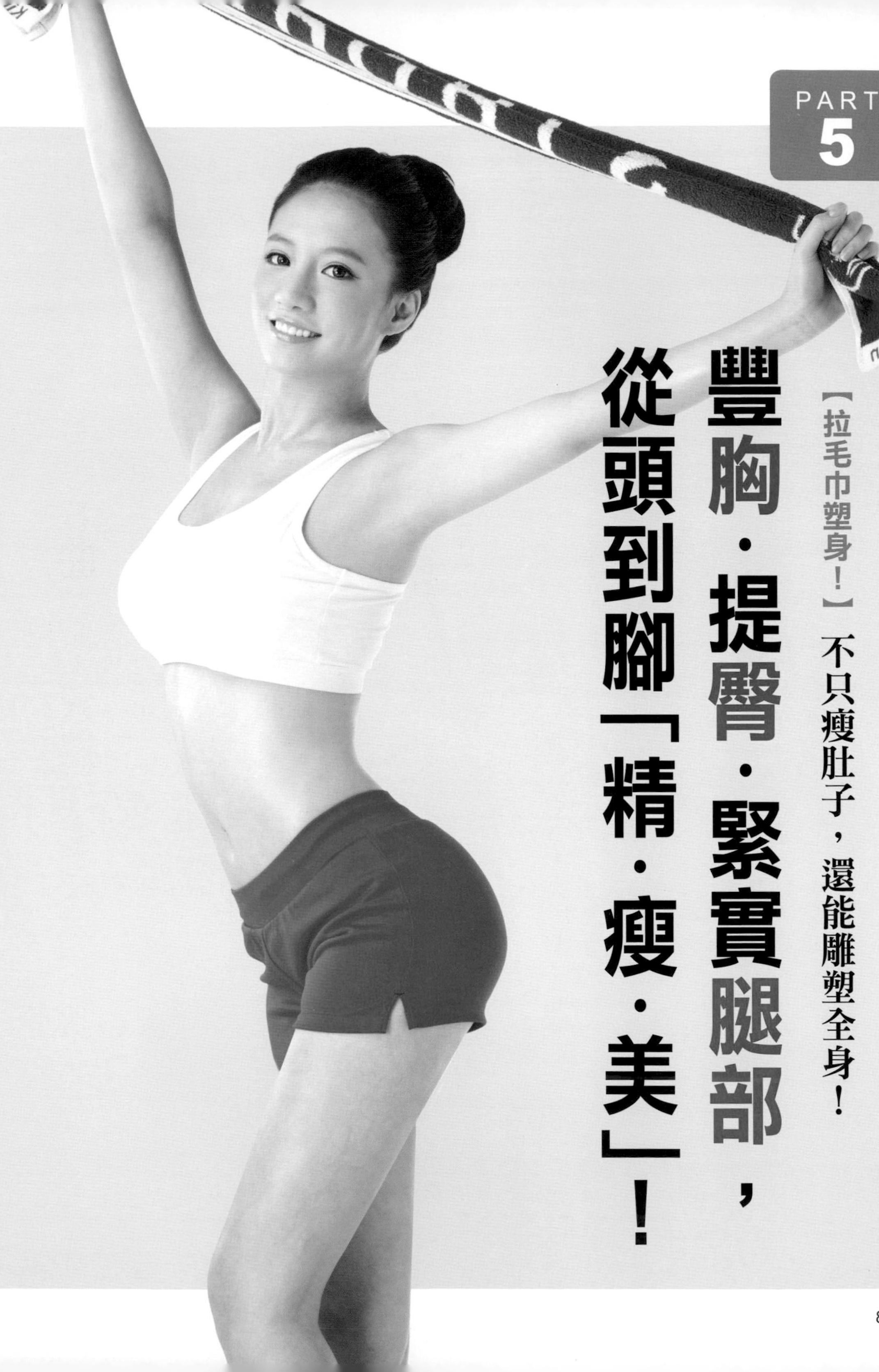

【拉毛巾塑身！】不只瘦肚子，還能雕塑全身！

豐胸・提臀・緊實腿部，從頭到腳「精・瘦・美」！

每個人都有S曲線，只是你的被脂肪遮住了！

想擁有S曲線，「肌肉量」是關鍵，不是越瘦越好

沒有人一生下來就是胖的，而是不知不覺吃多動少，或其它原因發胖，讓脂肪禍延全身。不過，我總是相信，即使你身上的脂肪還沒全脫下，但透過做**毛巾操塑身運動，可以重新組合脂肪和肌肉量，將脂肪歸到對的位置、幫肌肉塑型！**

想擁有標緻的身材，除了先減去多餘脂肪，達到體重計、體脂計上的標準數字，更重要的是要強化體型線條。以女性來說，性感的指標等於「胸挺＋腰細＋臀圓」；科學研究證實，女性最健康和吸引人的是**「葫蘆型身材」：腰圍是臀圍的67~80%**。然而，要造就如此黃金曲線，「肌肉量」是重要關鍵，這絕對跟減肥、一味要瘦無關。

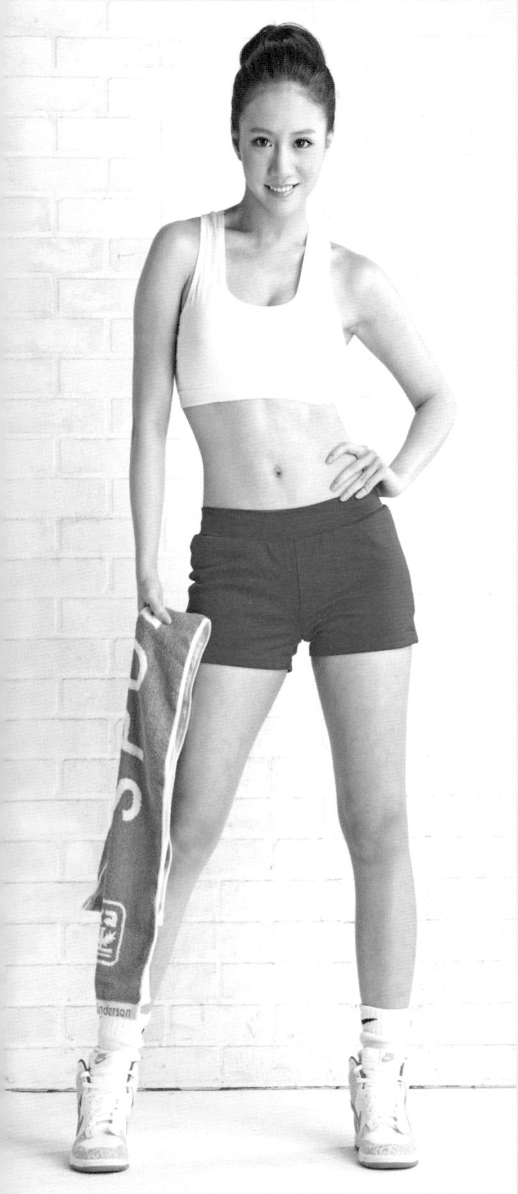

挺胸×提腹

挺出深V線

「挺胸提腹」動作是將毛巾高舉、後拉壓臂，加強上半身血液循環，同時緊實胸大肌，讓胸型堅挺，預防胸部和腹肉鬆垮，鍛鍊出自然的深V事業線，並強化肩胛骨的力量。

建議次數	維持10秒×10次
纖瘦部位	棘上肌 胸大肌 前鋸肌
消耗熱量	41.67大卡

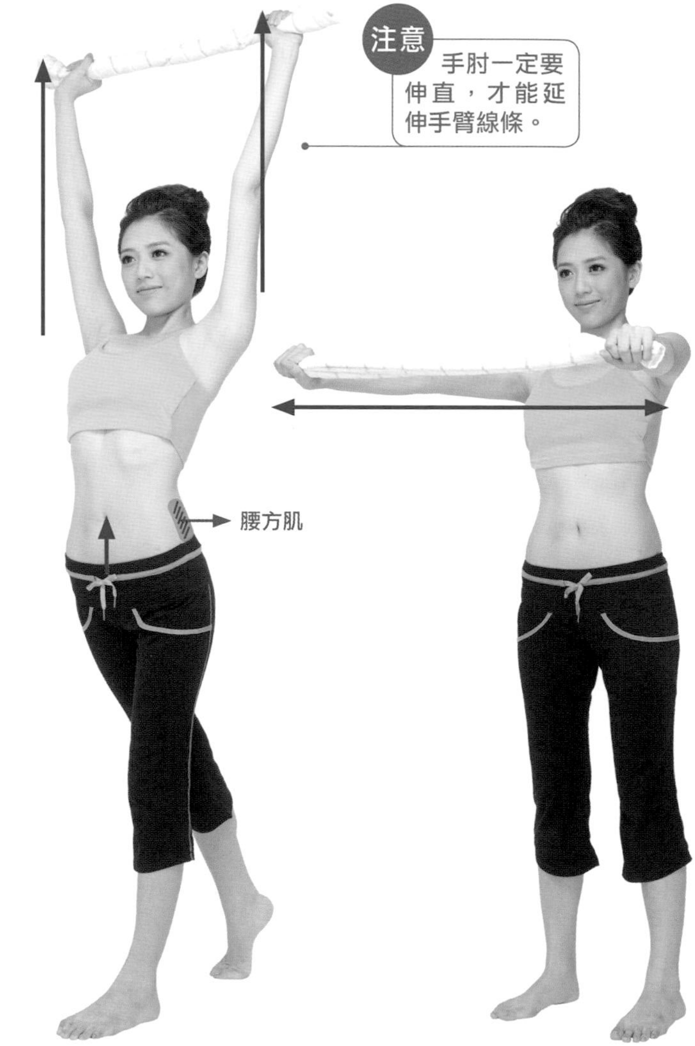

注意 手肘一定要伸直，才能延伸手臂線條。

1 站定預備

站立雙腳打開，與肩同寬，雙手握住毛巾兩端，保持拉直。

2 舉巾提腹

左腳往前伸，腳掌貼地；右腳在後，腳尖踮起；雙手將毛巾平行向上伸直，抬頭挺胸，腹部吸氣上提。

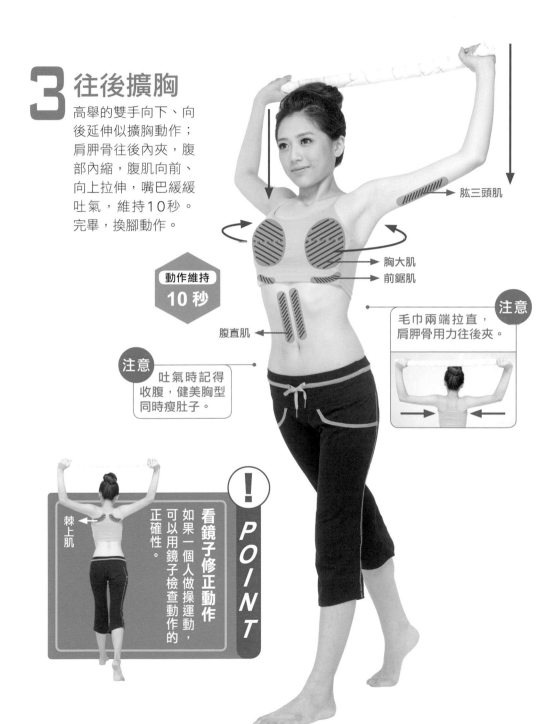

3 往後擴胸

高舉的雙手向下、向後延伸似擴胸動作；肩胛骨往後內夾，腹部內縮，腹肌向前、向上拉伸，嘴巴緩緩吐氣，維持10秒。完畢，換腳動作。

動作維持 10秒

注意
毛巾兩端拉直，
肩胛骨用力往後夾。

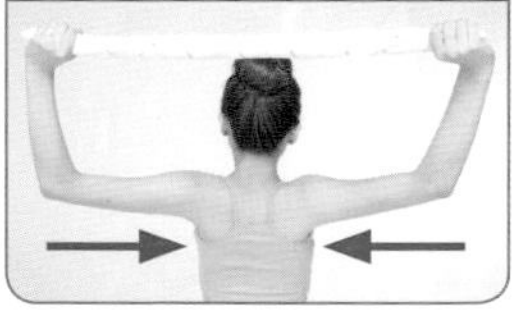

注意
吐氣時記得收腹，健美胸型同時瘦肚子。

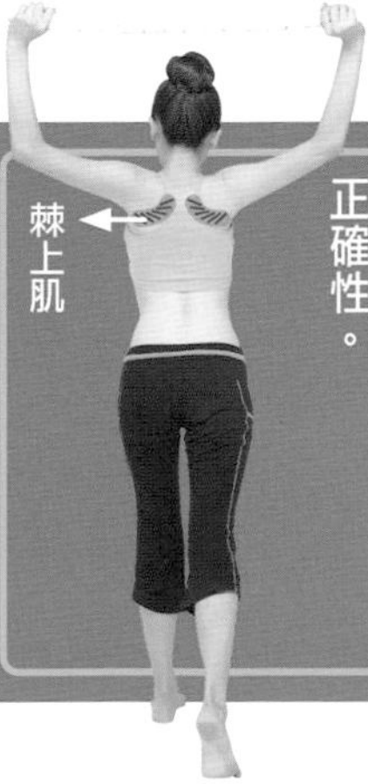

POINT

看鏡子修正動作

如果一個人做操運動，可以用鏡子檢查動作的正確性。

直腰×擴胸

消胸部副乳

多做擴胸運動能防止胸部下垂、副乳增生；不會因為胸型不尖挺、副乳外露而感到洩氣。同時藉毛巾拉直手、腰、背，腹肉、後臂肉都一起鍛鍊，不再彎腰駝背。

建議次數	維持10秒×10次
纖瘦部位	闊背肌 斜方肌
消耗熱量	40.5大卡

注意 背部要盡量挺直，夾緊肩胛骨，腰要打直。

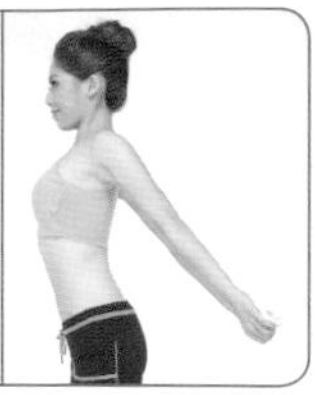

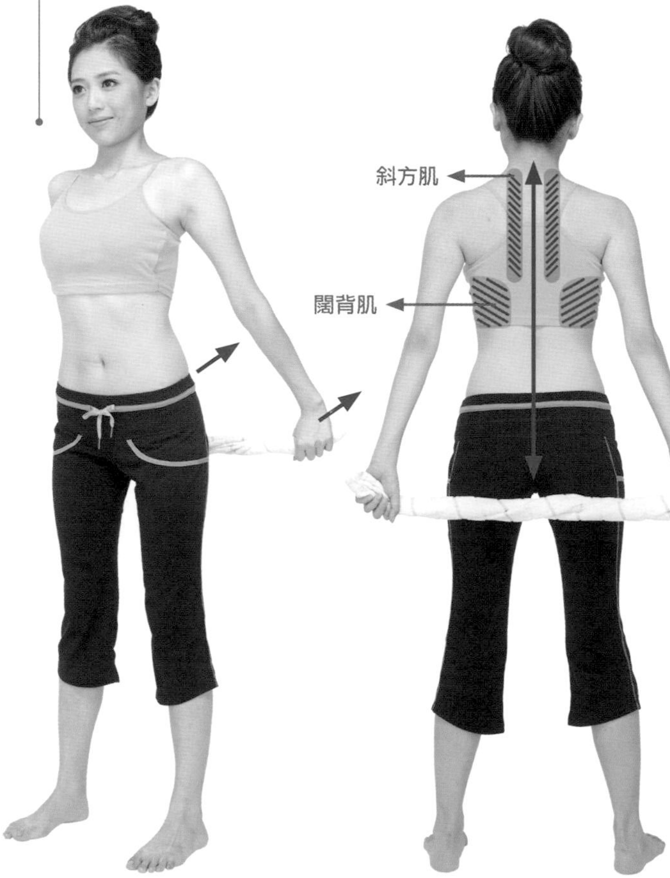

1 背後預備

雙腳站立與肩同寬，上半身挺直；雙手在背後握住毛巾兩端，保持拉直水平。

2 雙手後抬

腹部吸氣，雙手同時往後往上伸抬毛巾，重覆數次伸展。

3 抬手挺胸直腰

雙手抓住毛巾兩端，往上水平抬伸到最高，毛巾盡量與地面平行，肩胛骨往後內夾，腹部內縮、嘴巴緩緩吐氣，並維持10秒。過程中，腰要保持伸直。

動作維持
10秒

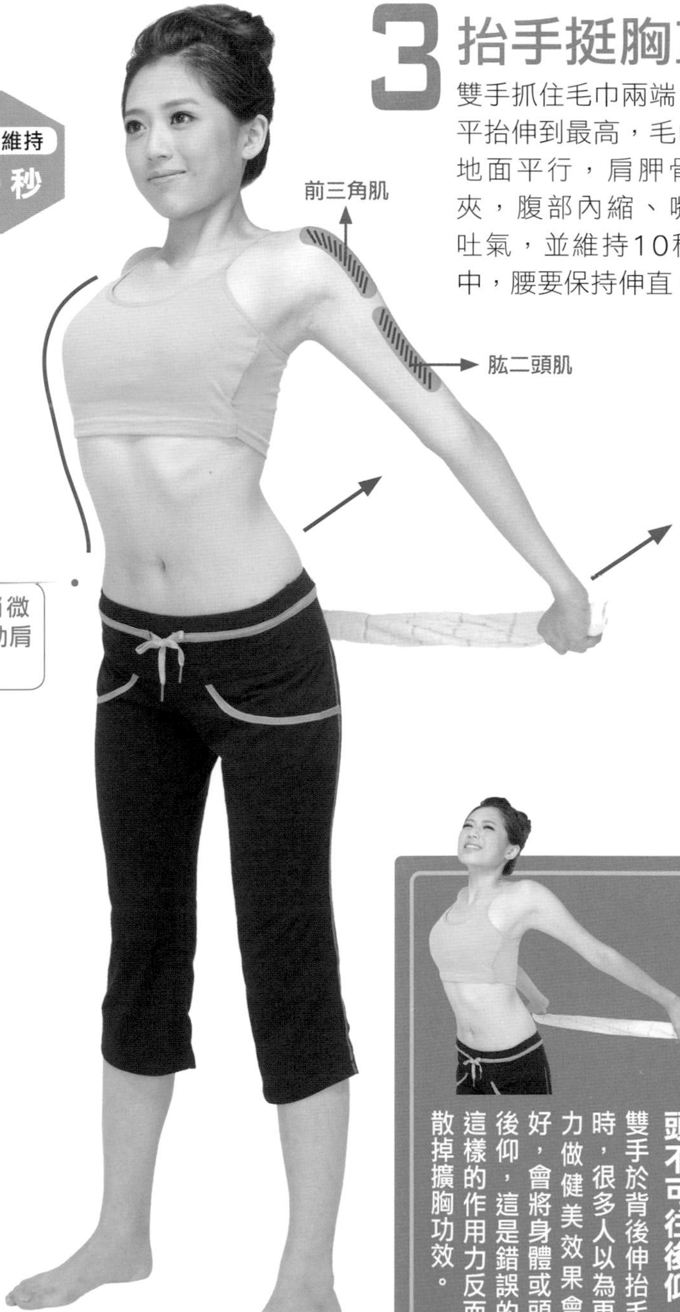

注意
身體要稍微往前傾，有助肩背適當出力。

NG!

頭不可往後仰

雙手於背後伸抬毛巾時，很多人以為更用力做健美效果會更好，會將身體或頭往後仰，這是錯誤的！這樣的作用力反而分散掉擴胸功效。

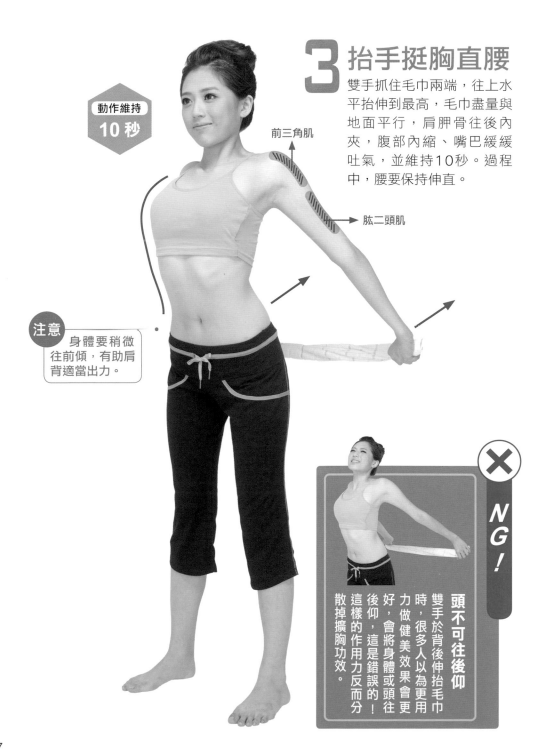

後拉×肩臂

鍛鍊肩儿線

鍛鍊後背肌群，使肩胛肌肉緊實，讓背部漸漸成為倒三角，視覺上腰看起來就會細。經常練習「後拉肩臂」能有效緊實上臂，揮別掰掰袖，練出迷人的後腰S線條。

建議次數	維持 10 秒 × 10 次
纖瘦部位	斜方肌 三角肌 棘上肌
消耗熱量	45.83 大卡

注意 有右手向下拉力幫助，使左手臂順利貼到耳朵。

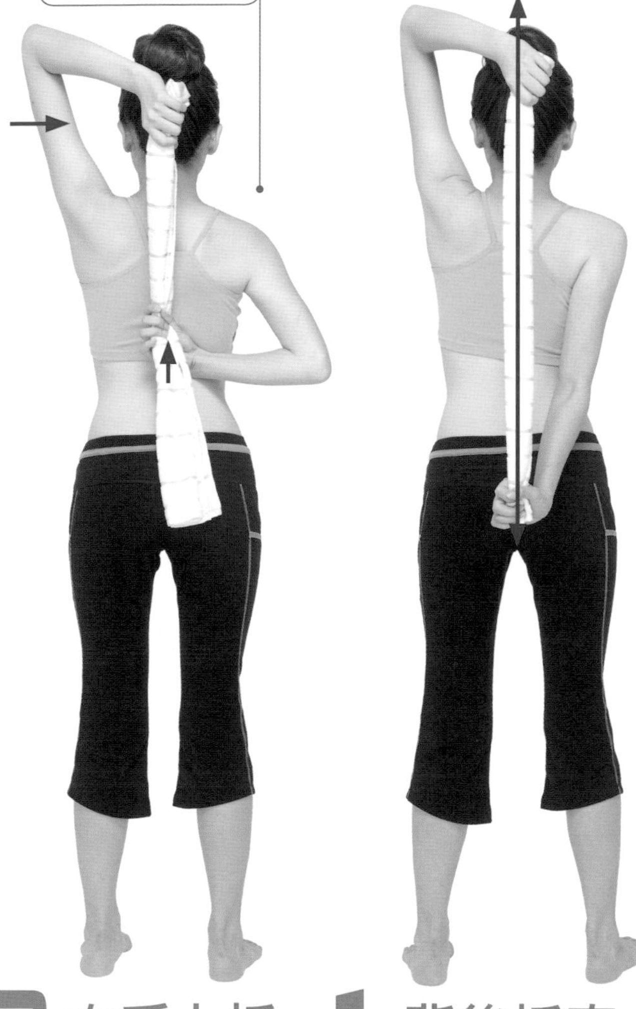

1 背後抓直

雙腳站立與肩同寬，左手抓毛巾上端彎到頭部後方，右手彎到腰部後方抓直毛巾下端，讓毛巾呈直線拉直。

2 右手上抓

腹部吸氣，右手沿毛巾抓越上方越好，左手臂持續貼向耳朵。

NG！

毛巾不可歪斜

不要讓毛巾歪斜，需垂直的上下拉動。如果一個人做毛巾操，可以用鏡子減查背後動作是否正確。

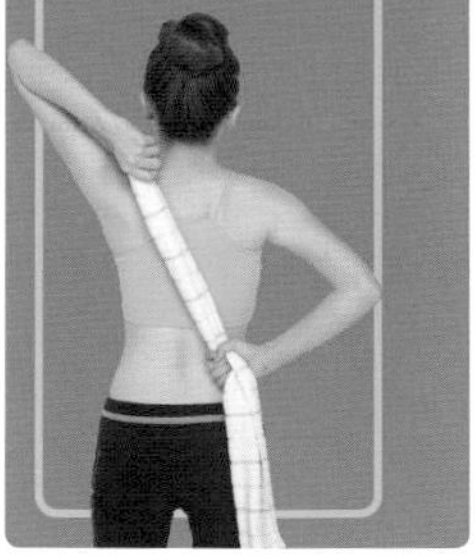

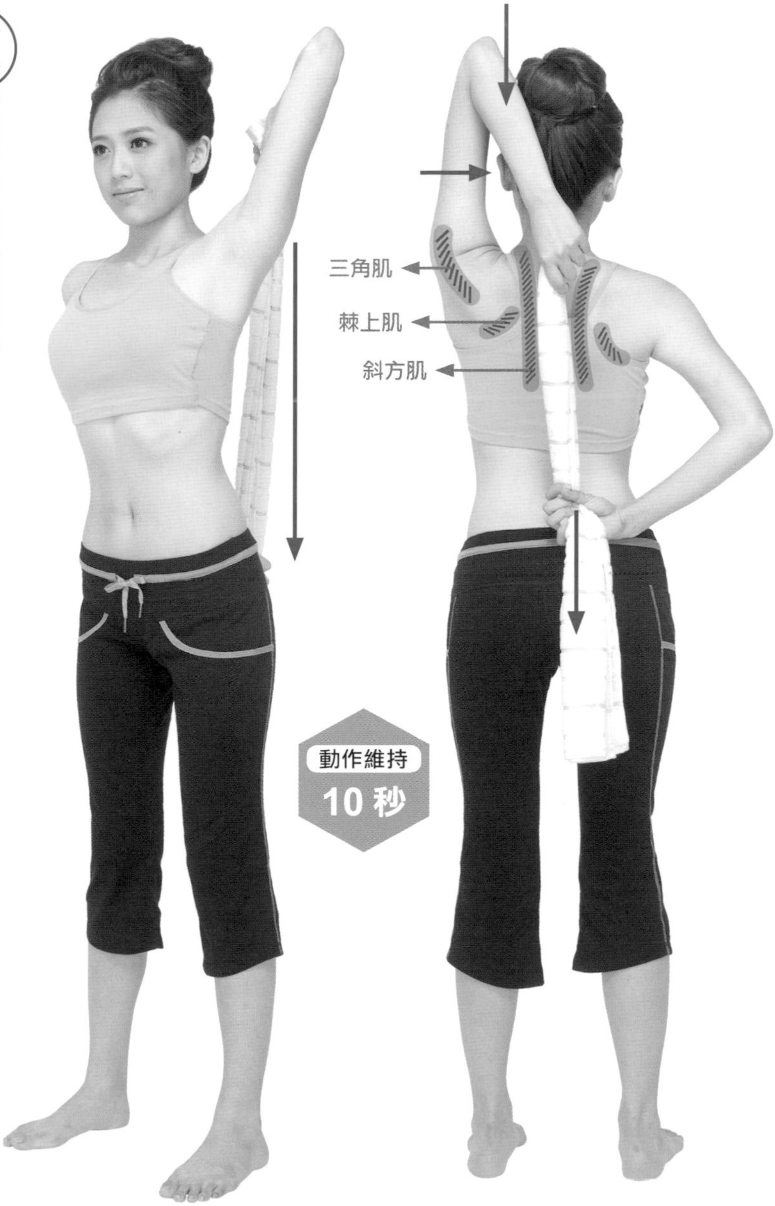

動作維持
10秒

3 垂直下拉

腹部內縮、嘴巴吐氣，同時右手垂直使力把毛巾往下拉，感受左臂肌被拉伸，重覆10次。

4 換手重覆

左、右手上下交換，重覆步驟1、2再做10次。

推手×轉腰

緊實手臂肌

這個動作看似簡單，卻有很強的局部雕塑效果，透過手臂推拉能運動到手臂內側線條及肩膀三角肌，可以美化肩頸線條，使鎖骨更纖細性感，並讓胸型更渾圓。

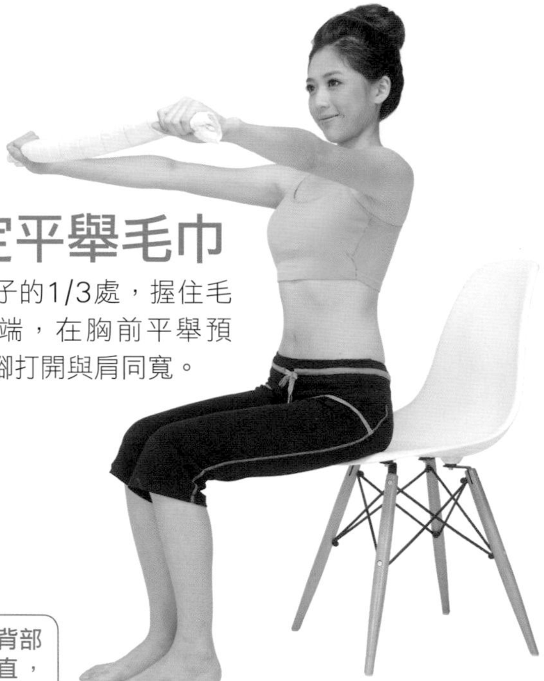

1 坐定平舉毛巾

坐在椅子的1/3處，握住毛巾的兩端，在胸前平舉預備；雙腳打開與肩同寬。

注意 做操時背部要保持挺直，可伸展背肌。

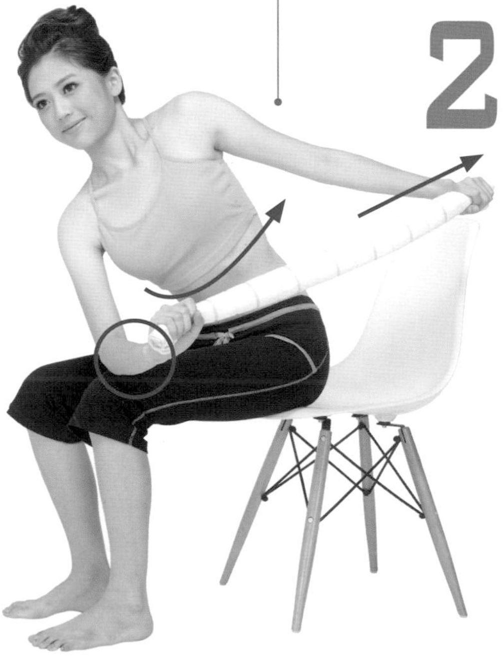

2 側轉伸臂

上身稍前傾，雙手和上身順勢往左後轉，右手手肘固定放在左大腿前端；左手則伸直在身體側後，手肘先固定與胸部一樣高的位置。

建議次數	左右交替 10次
纖瘦部位	肱二頭肌 三角肌
消耗熱量	41大卡

3 手臂拉高

腹部吸氣，右手肘仍放左大腿上，左手臂向側後高處伸直，右手則往反方向用力拉，產生對抗張力，互拉維持10秒。吐氣，回到原來位置。左右交替拉伸10次。

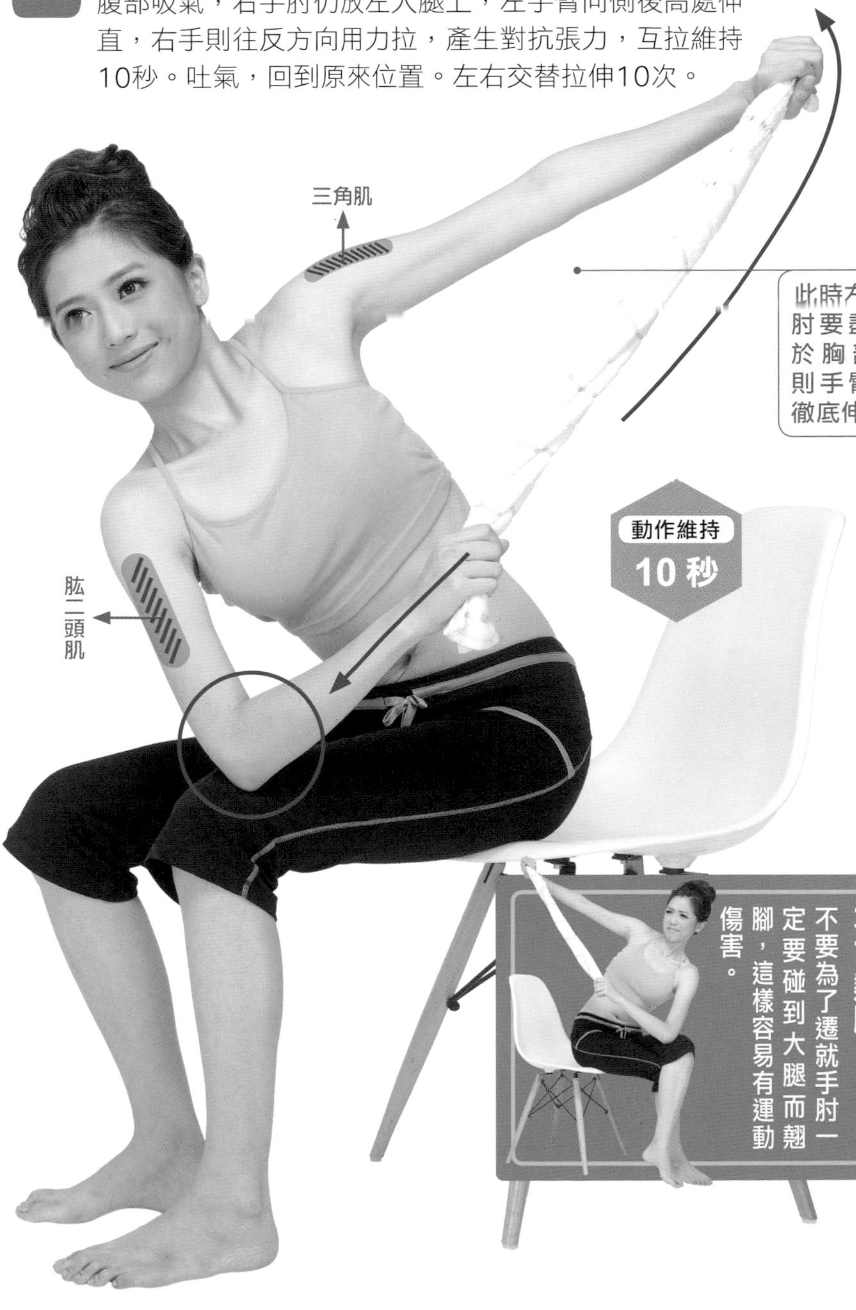

注意

此時左手肘要盡量高於胸部，否則手臂無法徹底伸展。

NG!

不可翹腳

不要為了遷就手肘一定要碰到大腿而翹腳，這樣容易有運動傷害。

DVD示範

靚爆S線 05

後拉×壓肩

修飾熊虎背

肩膀變肥厚就會顯笨重老氣，這個動作透過在背後上下拉毛巾，運動肩膀，活絡周圍循環加強代謝，可以修飾肩膀線條，也有助燃燒副乳，同時修飾後背到腰側變纖細。

注意 手臂下拉時，要避免手肘打太開，或超過身體前方。

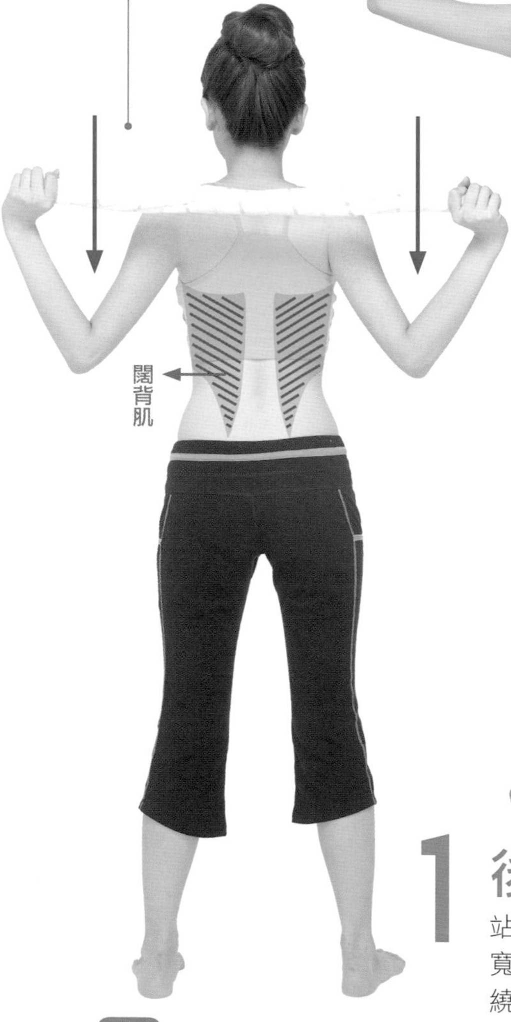

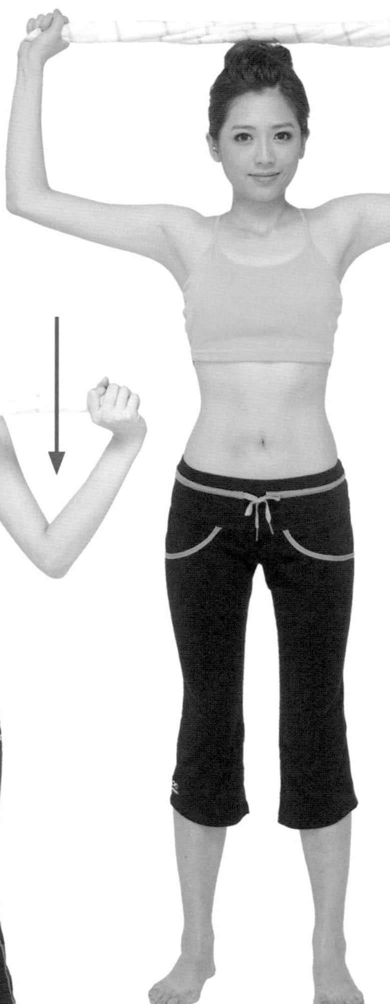

1 後舉預備

站立雙腳打開與肩同寬，雙手抓住毛巾兩端，繞放到頭後方預備。

2 肩臂下壓

腹部吸氣，雙臂下壓，雙肘盡量向身體兩側靠近。

建議次數	維持10秒×10次
纖瘦部位	三角肌 闊背肌
消耗熱量	41.67大卡

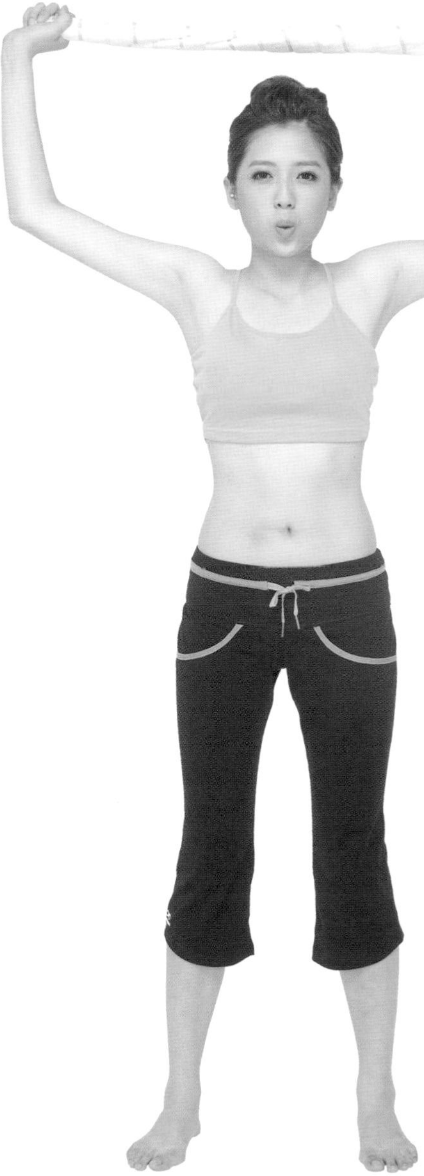

4 吐氣回復

收腹、嘴巴吐氣，毛巾舉回來到頭上即成，再重覆做10次。

動作維持 10秒

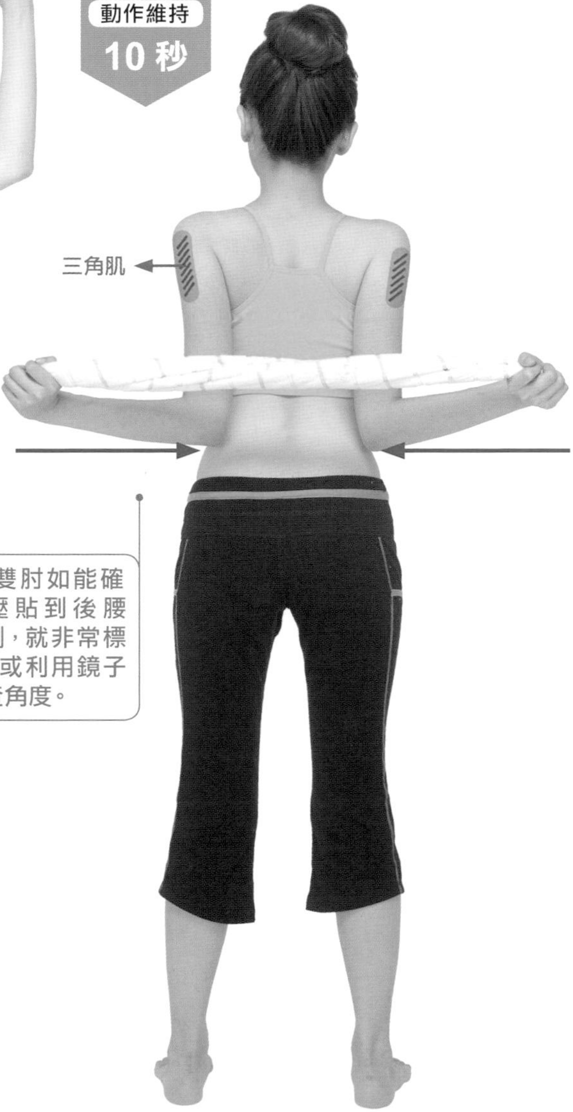

注意

雙肘如能確實壓貼到後腰兩側，就非常標準；或利用鏡子檢查角度。

3 夾肩胛骨

穩住步驟2腹部吸氣，雙臂下壓到雙肘彎曲呈90度，盡量貼到身體兩側，肩胛骨夾緊，維持10秒。

趴姿×後抬

減後背脂肪

脂肪不只會囤積在腹部、大腿，最讓人忽視的後背和後腰一旦脂肪囤積，看起來就虎背熊腰，更會引發腰痠背痛等困擾，多練習背後拉抬毛巾，能雕塑整個背腰曲線。

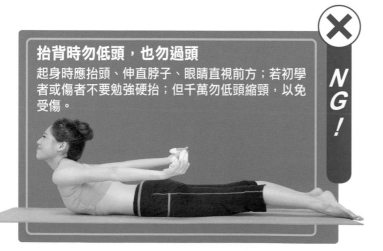

建議次數	維持 10 秒 × 10 次
纖瘦部位	闊背肌 腰方肌
消耗熱量	41.67 大卡

1 平趴毛巾置後

趴在軟墊或床墊上，雙腿稍稍分開，將毛巾繞到背後臀部上，雙手握住毛巾兩端。

注意 雙手手臂伸直，自然拉直毛巾兩端，放在臀部預備。

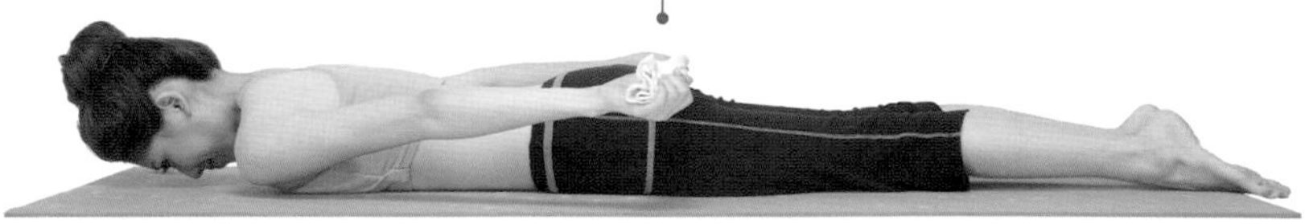

NG!

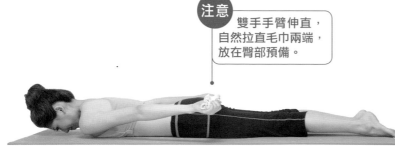

抬背時勿低頭，也勿過頭

起身時應抬頭、伸直脖子、眼睛直視前方；若初學者或傷者不要勉強硬抬；但千萬勿低頭縮頸，以免受傷。

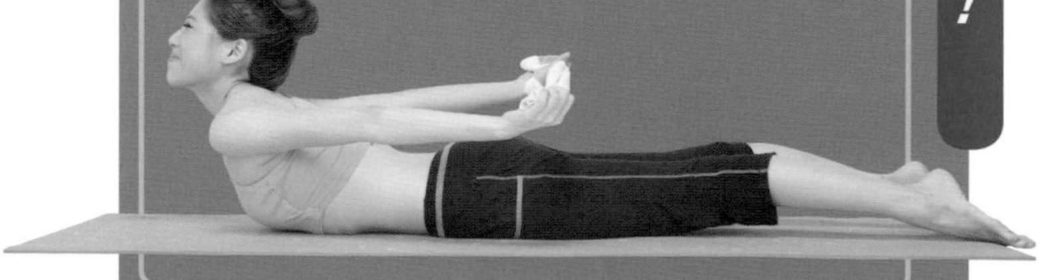

2 吐氣抬毛巾

腹部吐氣，腹肌內縮，雙腿不離地慢慢抬起上身，腹部屏氣用力，毛巾盡量抬高，維持10秒鐘。

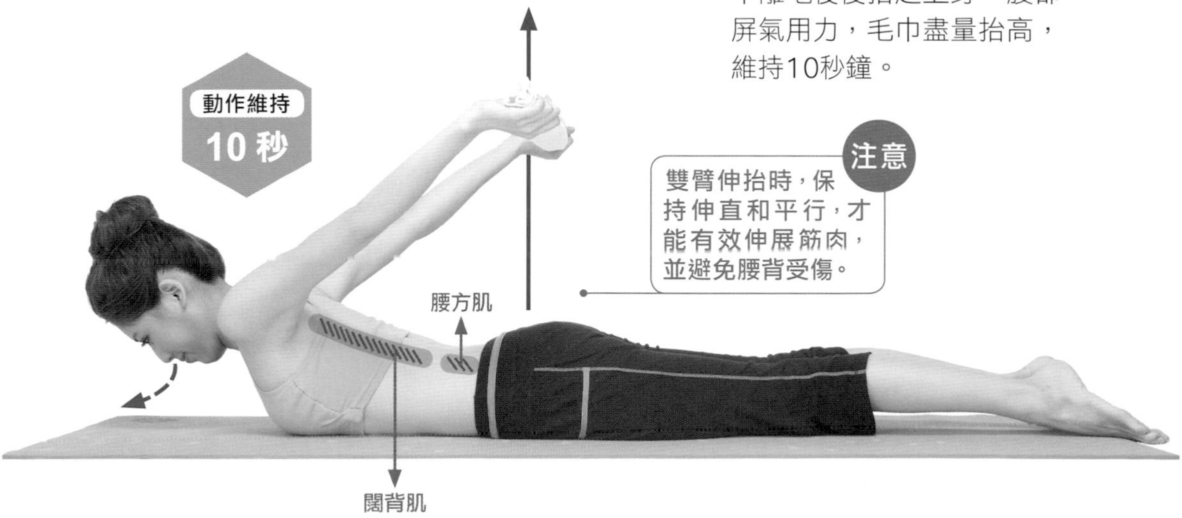
動作維持
10秒
腰方肌
闊背肌

注意

雙臂伸抬時，保持伸直和平行，才能有效伸展筋肉，並避免腰背受傷。

3 吸氣放下

慢慢吸氣，頭部、手部慢慢回到步驟1，全身放鬆。可稍微調息，再重覆10次。

肱二頭肌
胸大肌

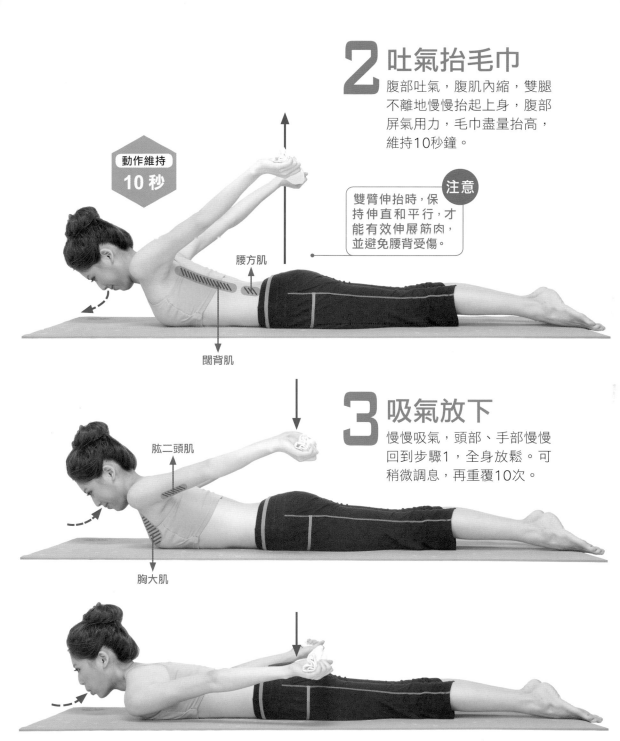

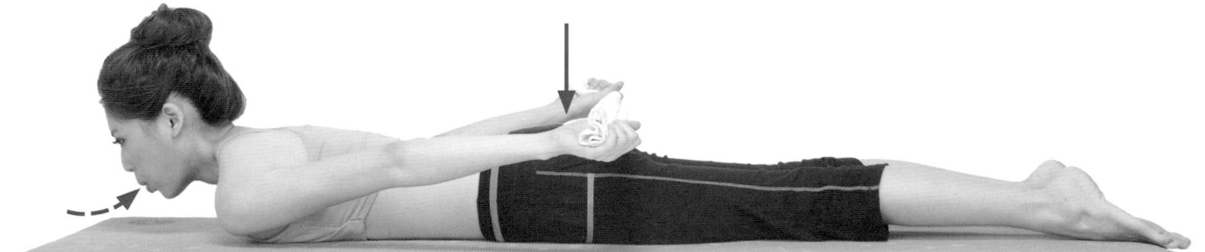

DVD示範

靚爆S線 07

單腿×上抬

打造W臀線

打造S曲線的三要素，除了挺胸、瘦腰，就屬渾圓的微笑W臀線。此動作可緊實大腿後側肌，以提高臀部下緣，還兼拉平小腹。想更強化臀型不妨可夾緊雙臀，讓臀型更緊實。

1 趴好後壓

趴在軟墊上，上身微抬起。雙手在背後握住毛巾兩端，將毛巾壓在下背部，雙手伸直夾緊身體兩側，手肘固定不動。

注意 動作中，上身和頭頸要微抬起，才能同時緊實背部。

注意 手長者手肘應彎曲，讓毛巾固定壓在腰下位置。

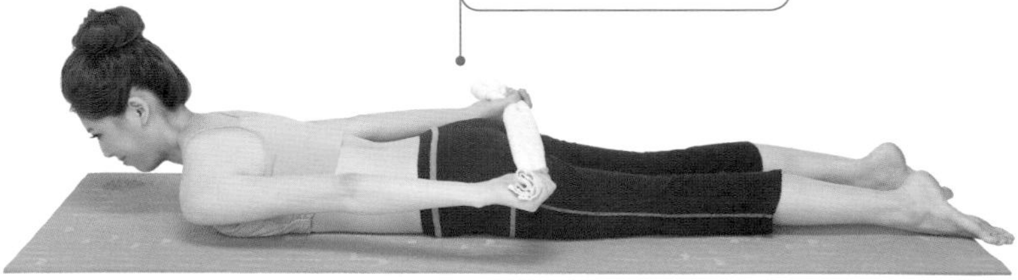

NG！

❶上身不要貼在地上

上身和頭頸要保持微抬起，才能同時緊實背部。

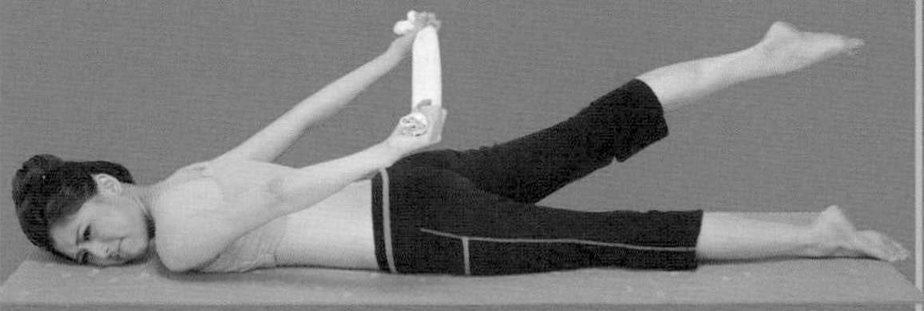

❷不要只抬小腿

抬腿要全腿伸直、連膝蓋向上抬起；不要只抬小腿，也不要抬到側邊，會沒有美臀效果。

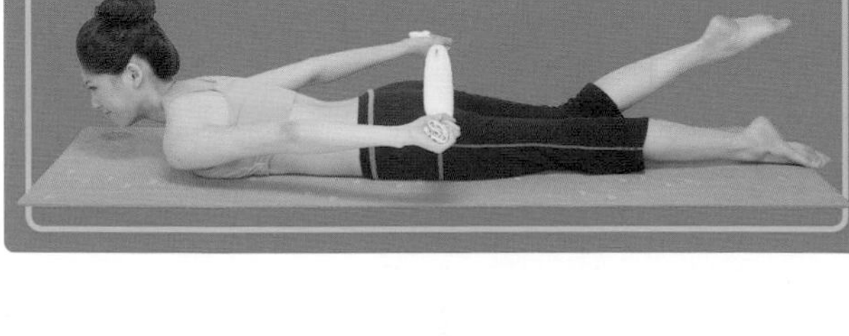

建議次數	左右交替 10次
纖瘦部位	臀大肌 股二頭肌
消耗熱量	45.83大卡

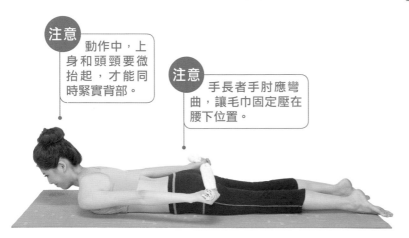

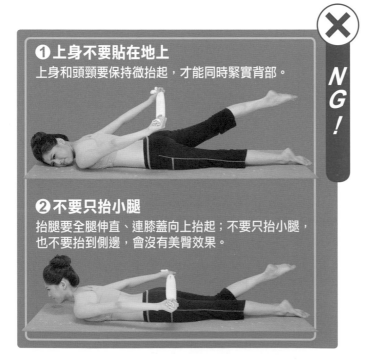

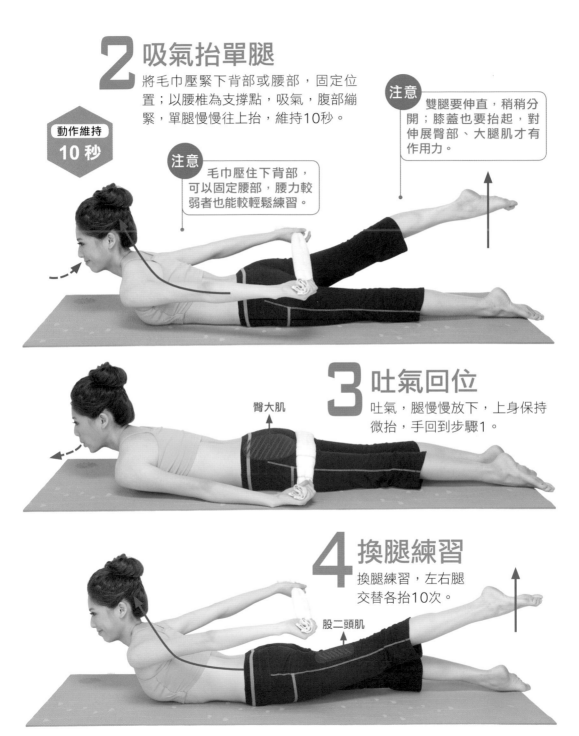

2 吸氣抬單腿

將毛巾壓緊下背部或腰部，固定位置；以腰椎為支撐點，吸氣，腹部繃緊，單腿慢慢往上抬，維持10秒。

動作維持 10 秒

注意 雙腿要伸直，稍稍分開；膝蓋也要抬起，對伸展臀部、大腿肌才有作用力。

注意 毛巾壓住下背部，可以固定腰部，腰力較弱者也能較輕鬆練習。

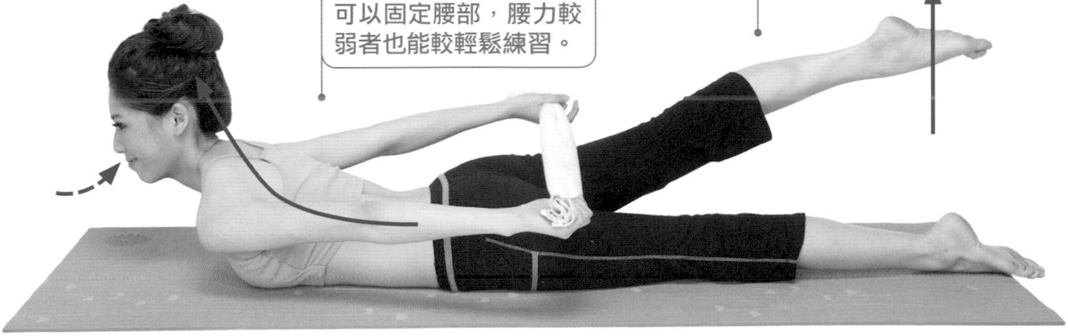

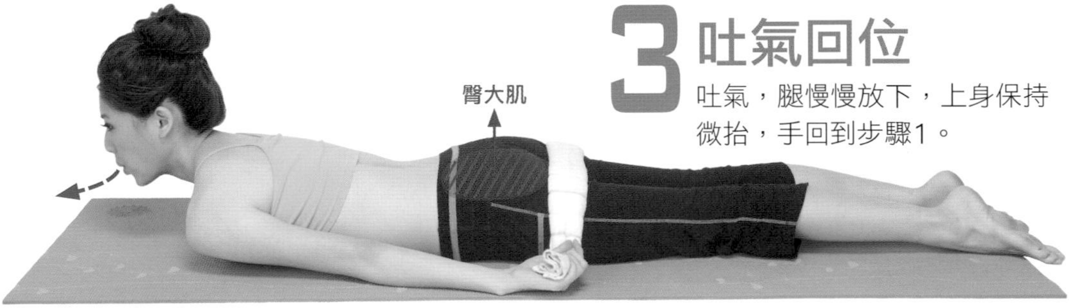

3 吐氣回位

吐氣，腿慢慢放下，上身保持微抬，手回到步驟1。

4 換腿練習

換腿練習，左右腿交替各抬10次。

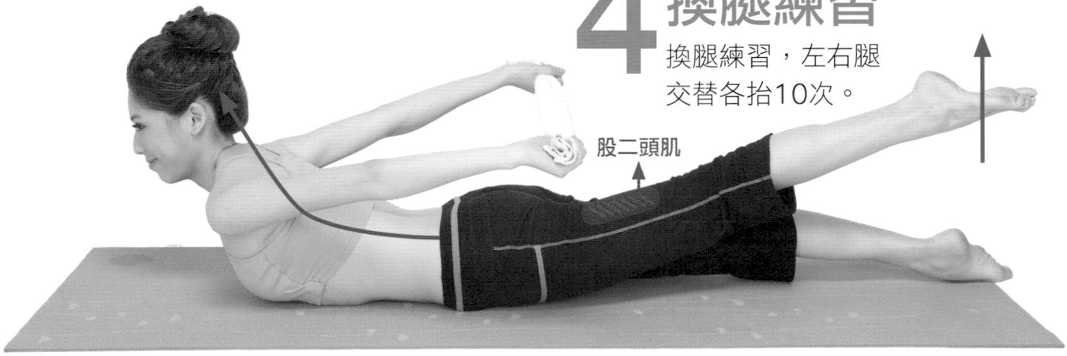

DVD示範

靚爆S線 08

前後×彎腰

提臀縮小腹

現代人坐著的時間多，尤其過了25歲，肌肉漸衰弱，脂肪下移，往往導致臀部肥大。「前後彎腰」透過腰部前後彎伸活絡豎脊肌，緊實臀大肌，還可加強腰腹周圍代謝。

建議次數	維持10秒×10次
纖瘦部位	豎脊肌 臀大肌
消耗熱量	33.2大卡

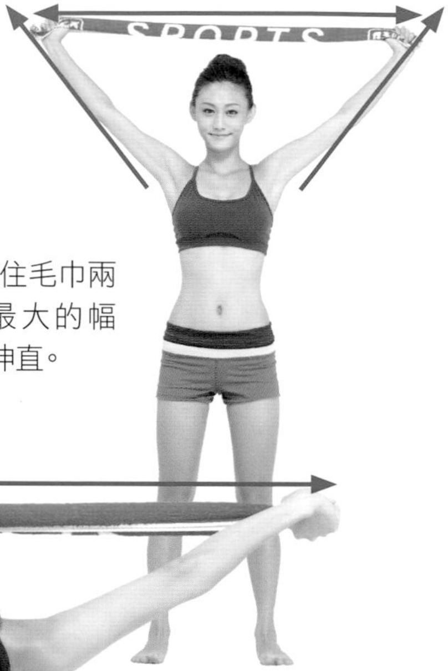

1 張臂高舉

雙腳與肩同寬，握住毛巾兩端，以兩手張開最大的幅度，毛巾高舉過頭伸直。

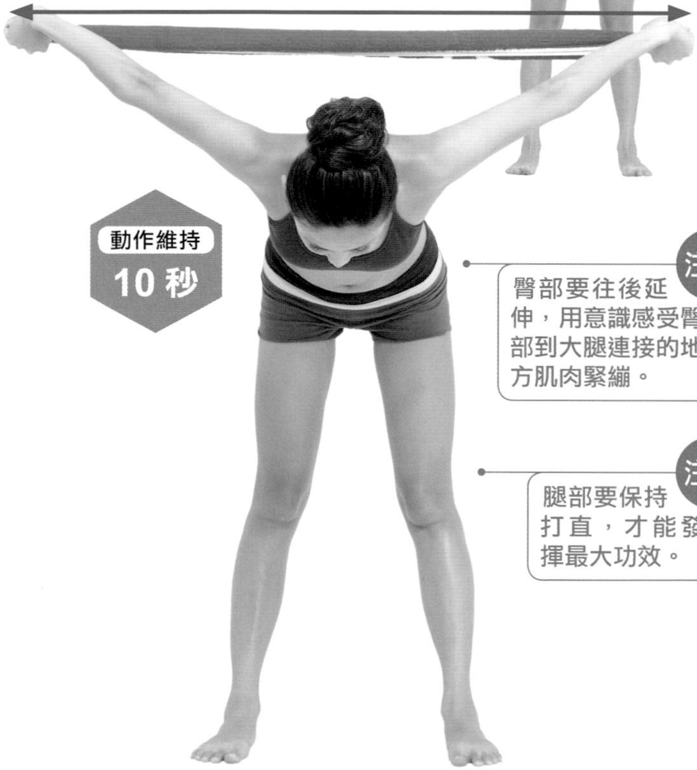

動作維持 10秒

注意：臀部要往後延伸，用意識感受臀部到大腿連接的地方肌肉緊繃。

注意：腿部要保持打直，才能發揮最大功效。

2 吐氣前彎後拉

慢慢吐氣，身體打直往前彎並延伸，雙手往後、往上延伸。臀部要盡量往後推，感受大腿後側緊繃，維持10秒。側看身體呈現7字形。

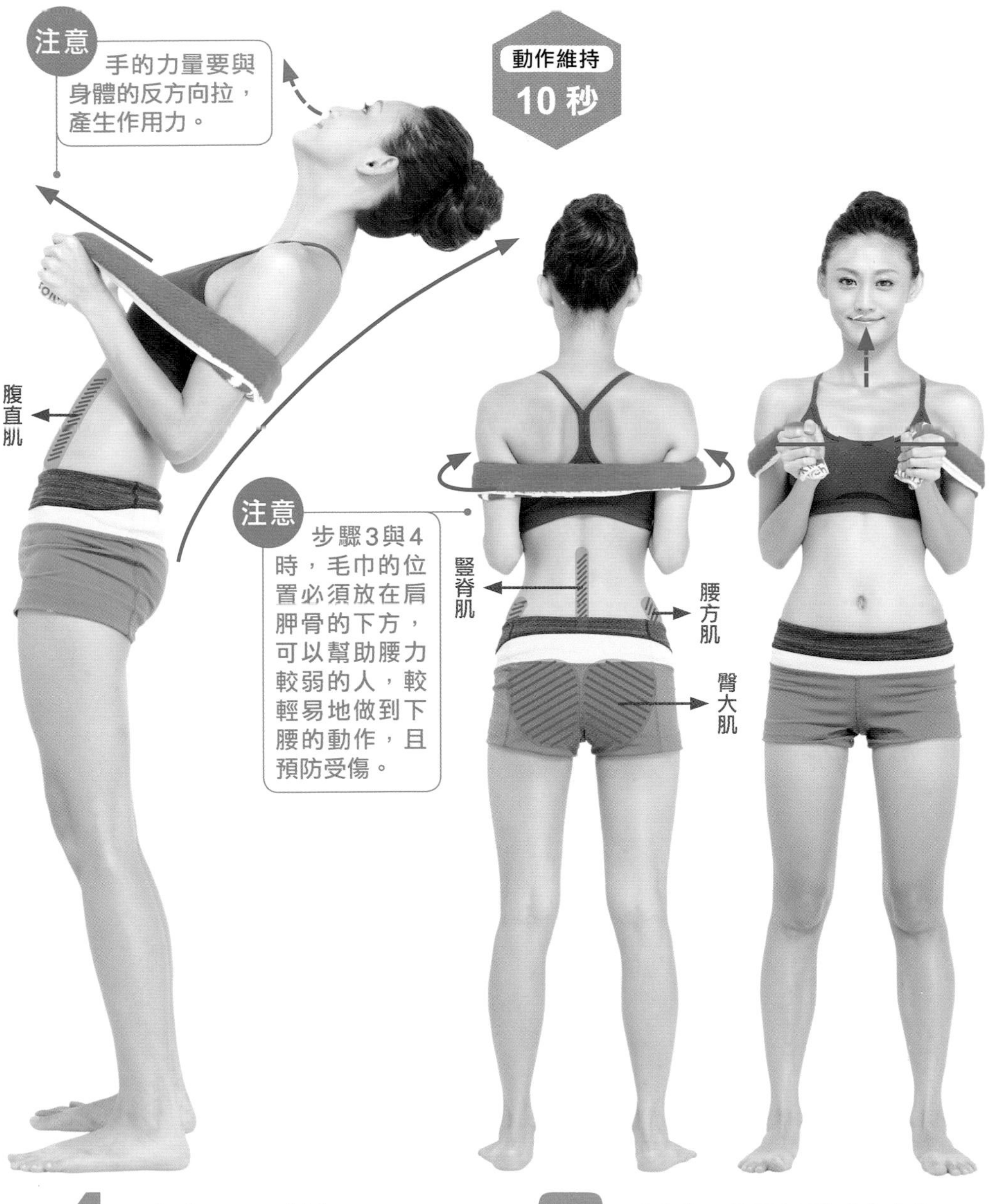
注意
手的力量要與身體的反方向拉，產生作用力。
動作維持
10 秒
腹直肌
注意
步驟3與4時，毛巾的位置必須放在肩胛骨的下方，可以幫助腰力較弱的人，較輕易地做到下腰的動作，且預防受傷。
豎脊肌
腰方肌
臀大肌

3 吸氣回正前拉

吸氣，起身回到步驟1。兩手仍握住毛巾兩端，將毛巾位置下移到肩胛骨下方，往前拉貼包住身體，兩手臂貼緊身體兩側。

4 吐氣下彎

慢慢吐氣，腹部內縮、臀部內夾，上身往後下腰，感受腹部及大腿前側伸展，保持呼吸維持10秒。從步驟1～4重覆10次。

抱膝×壓臀

消馬鞍贅肉

「馬鞍部」是指大腿根部和臀緣連接的部位，此區平時很難運動到，容易堆積脂肪，還會產生肥胖紋和暗沉。可多做「抱膝壓臀」，刺激鼠蹊部淋巴循環，達到燃脂小臀功效。

建議次數	維持10秒×左右各30次
纖瘦部位	股外側肌 臀大肌
消耗熱量	28.7大卡

1 摺毛巾墊單臀

摺好的大毛巾球，斜放墊在單邊臀部的一半範圍底下。

注意 以45度由外往內斜放、墊在臀部底下，以便施壓。

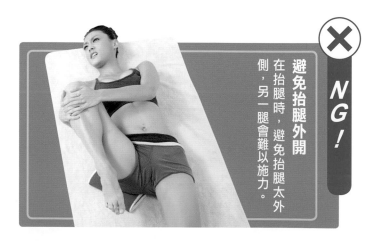

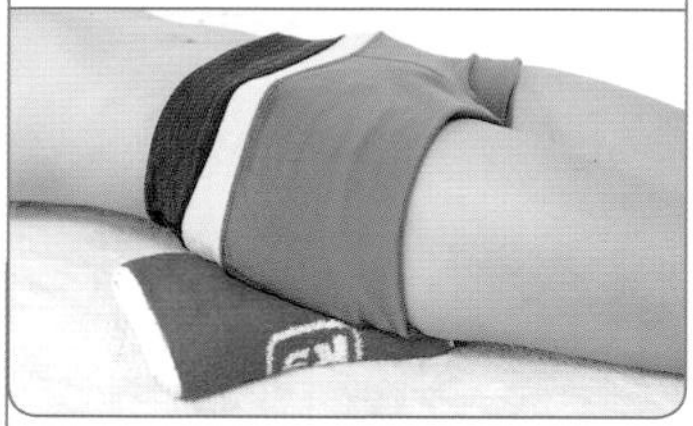

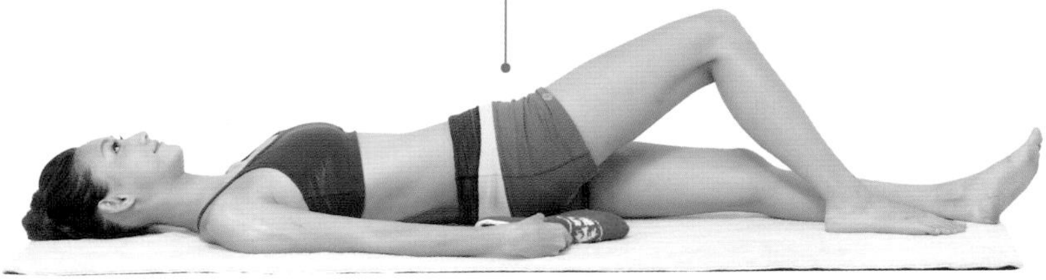

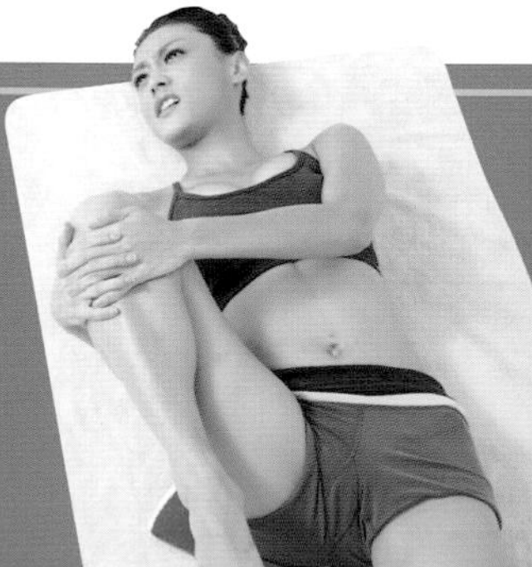

NG! ✕

避免抬腿外開
在抬腿時，避免抬腿太外側，另一腿會難以施力。

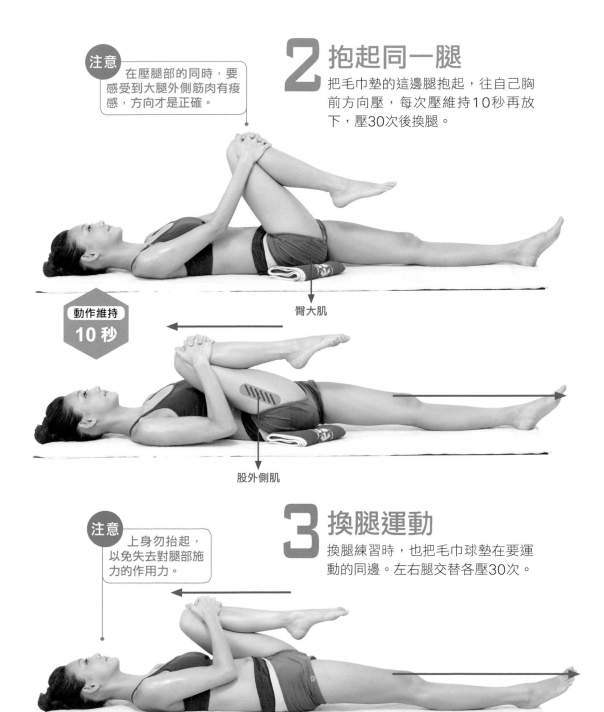

2 抱起同一腿

把毛巾墊的這邊腿抱起，往自己胸前方向壓，每次壓維持10秒再放下，壓30次後換腿。

注意

在壓腿部的同時，要感受到大腿外側筋肉有痠感，方向才是正確。

動作維持
10 秒

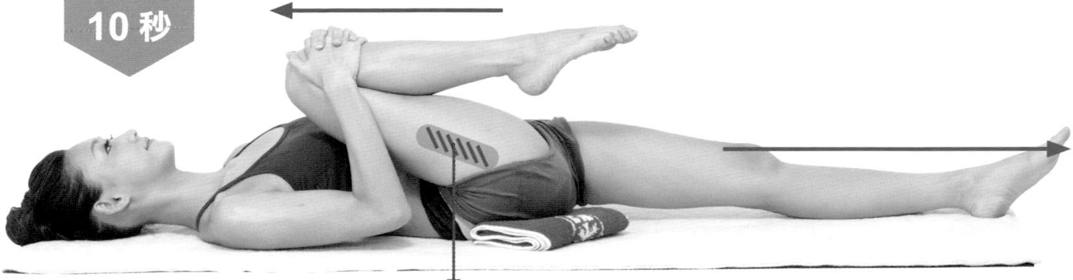

3 換腿運動

換腿練習時，也把毛巾球墊在要運動的同邊。左右腿交替各壓30次。

注意

上身勿抬起，以免失去對腿部施力的作用力。

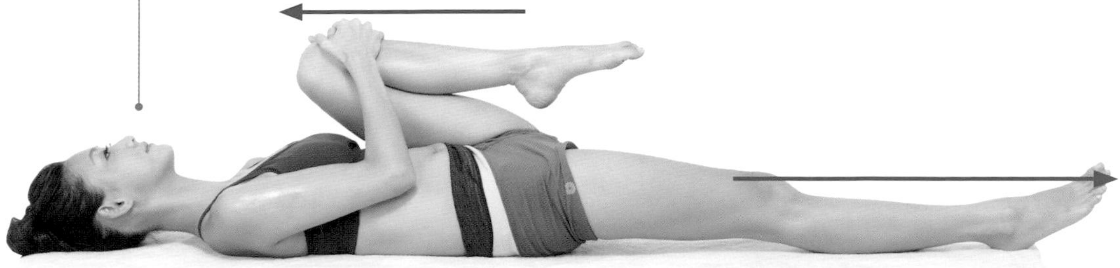

坐姿×小尻

塑大腿內側

「坐姿小尻」主要運用腿部內側肌肉夾毛巾，訓練腿部抬降。當大腿內側肌力被提升，就能有效燃燒從臀部到小腿的脂肪，讓腿部整體纖瘦。

建議次數	維持10秒×30次
纖瘦部位	腹直肌 臀大肌 股內側肌
消耗熱量	26.3大卡

1 膝蓋夾毛巾

坐在椅子上2/3處，把毛巾摺4摺，放在兩腿膝蓋間夾緊，上身可稍微後傾。

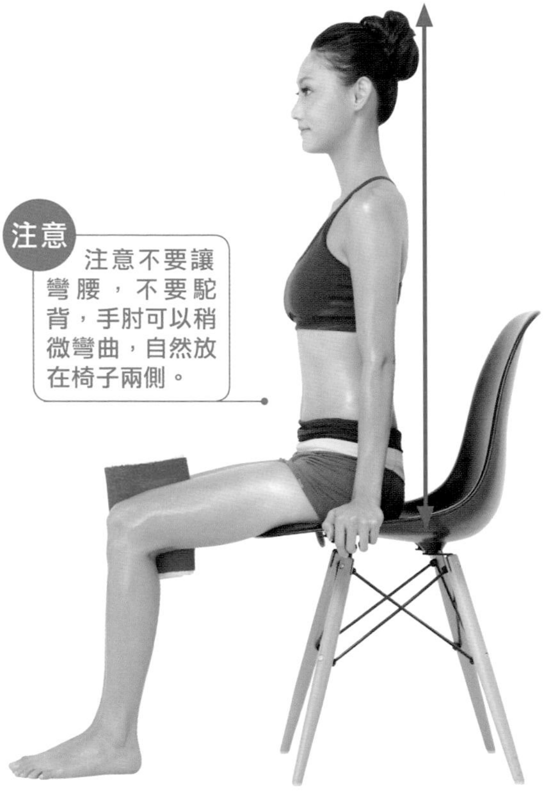

注意 注意不要讓彎腰，不要駝背，手肘可以稍微彎曲，自然放在椅子兩側。

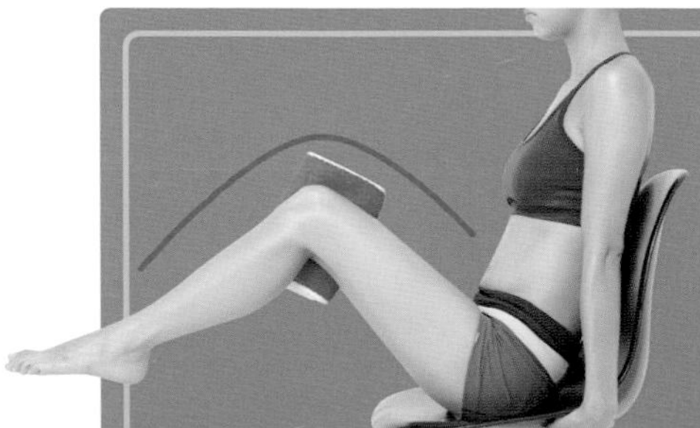

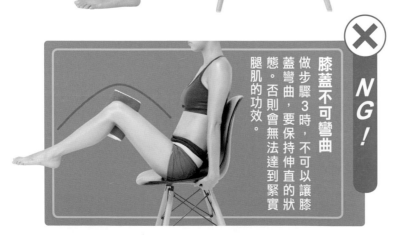

NG!

膝蓋不可彎曲

做步驟3時，不可以讓膝蓋彎曲，要保持伸直的狀態。否則會無法達到緊實腿肌的功效。

2 抬起膝蓋

慢慢吐氣，用腹部和腿部力量，抬起兩腳膝蓋到腳板離地15公分。膝蓋保持直角，將注意力放在腿部內側及腹部撐緊，維持10秒。

動作維持
10 秒

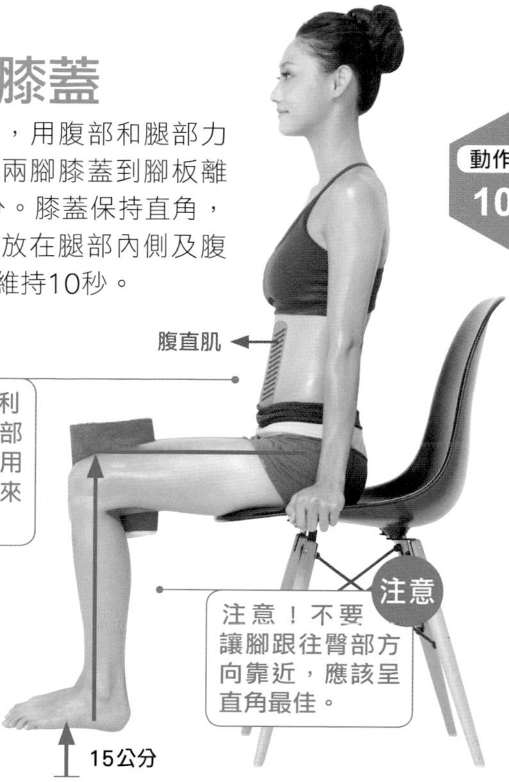

注意
抬起時要利用腹部和腿部力量，不要用手部的力氣來撐身體。

注意
注意！不要讓腳跟往臀部方向靠近，應該呈直角最佳。

注意
伸展腳尖和膝蓋時，兩膝內側也要記得用力夾毛巾，這也可以矯正O型腿的問題。

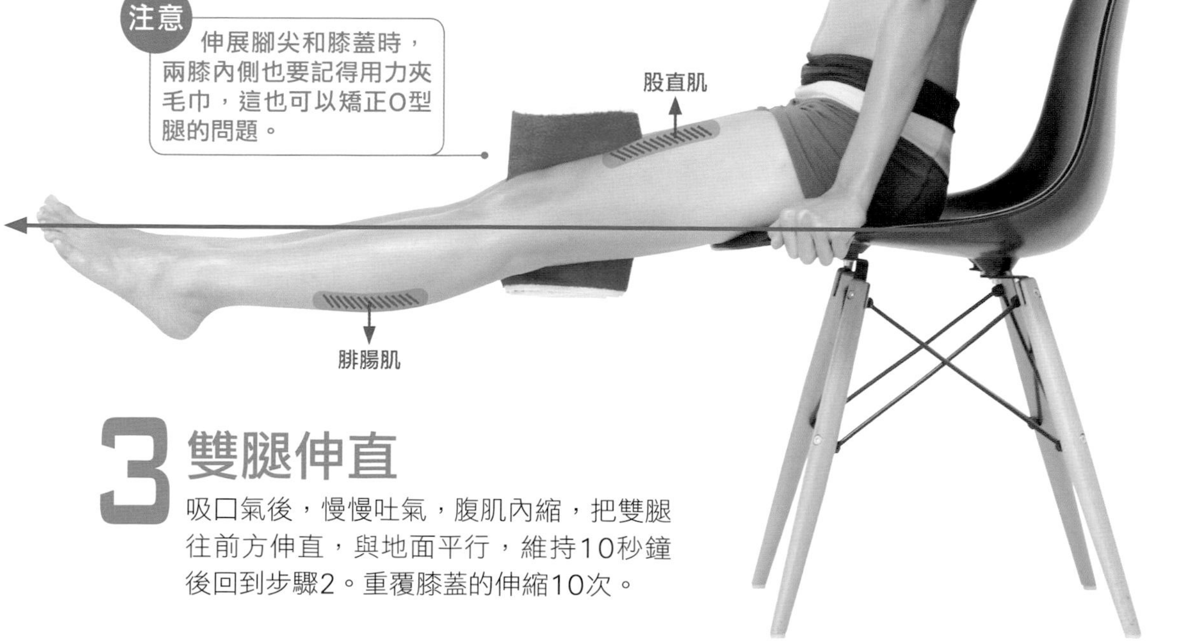

3 雙腿伸直

吸口氣後，慢慢吐氣，腹肌內縮，把雙腿往前方伸直，與地面平行，維持10秒鐘後回到步驟2。重覆膝蓋的伸縮10次。

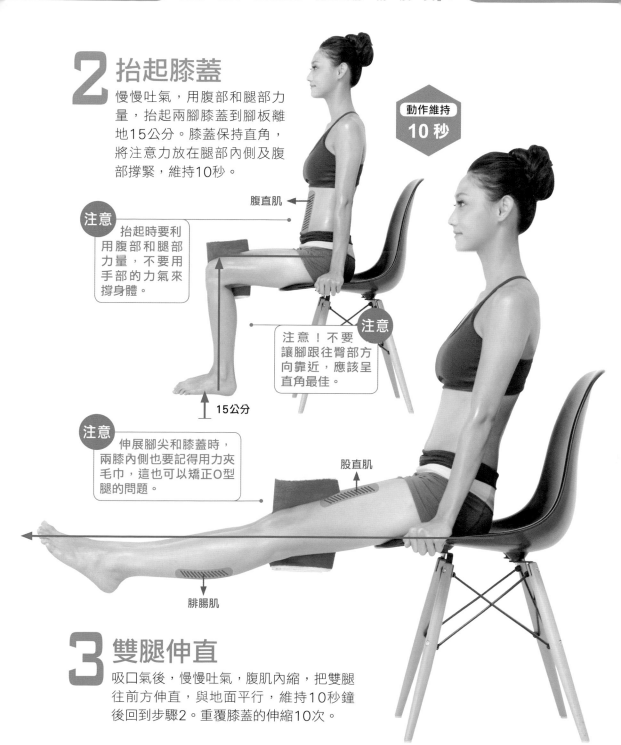

壓腹×後抬

緊實後腿肌

「壓腹後抬」是利用毛巾放在骨盆下位置墊高，再後抬大腿，可以緊實後腿肌、臀大肌，能提高臀型、打造「微笑線」。若以大浴巾摺墊在骨盆位置，支撐骨盆更容易運動。

建議次數	維持10秒×左右各30次
纖瘦部位	臀大肌 半腱肌
消耗熱量	46.12大卡

1 趴好墊毛巾

趴在軟墊上，把摺好的毛巾球放在下腹部（骨盆）下，雙手張開與肩同寬，往前方伸直。

注意

雙手向前伸，手掌貼在地板上，下巴輕輕放在地板上，脖子不要用力撐，以免後頸痠痛。

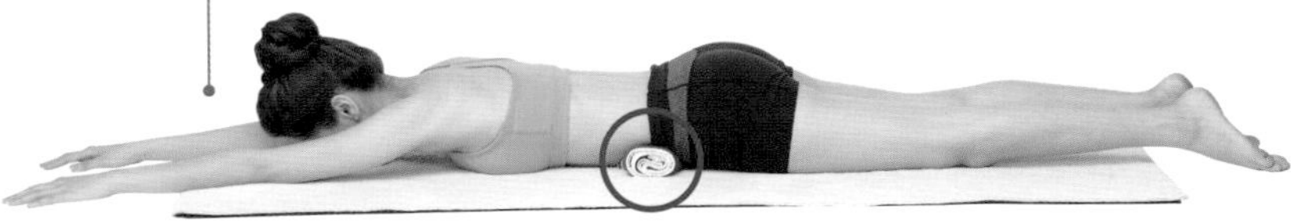

NG!

❶腳不要向外張開、往外倒

膝蓋不要朝向側面，腳跟也不要向外倒，要注意腳不要往旁邊打開。

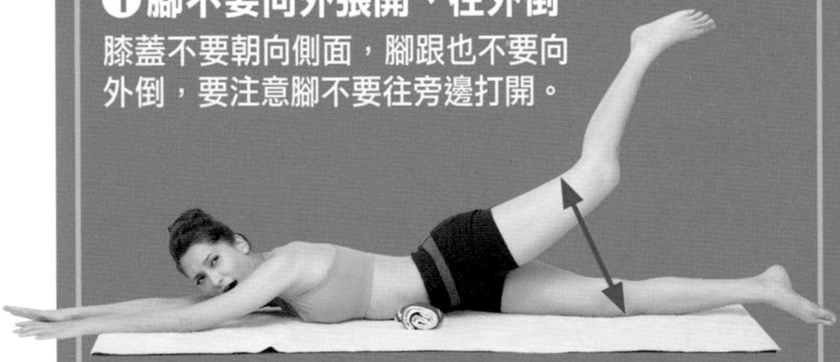

❷腳尖勿伸太直、抬太高

腳尖勿伸得太直，或膝蓋抬得太高。

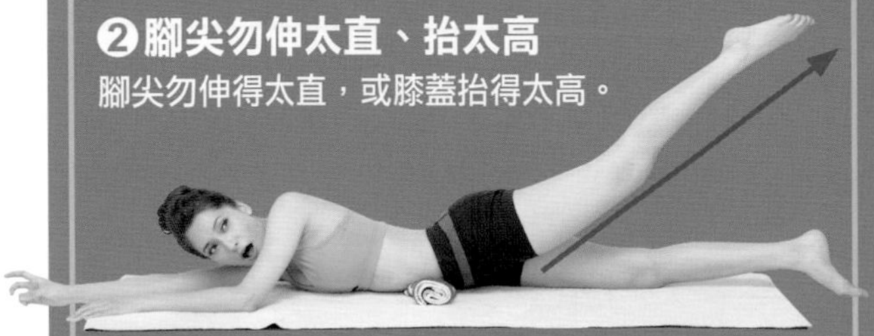

2 單腳彎曲

一隻腳的膝蓋垂直彎起，腳踝稍微用力，
彎曲呈直角。

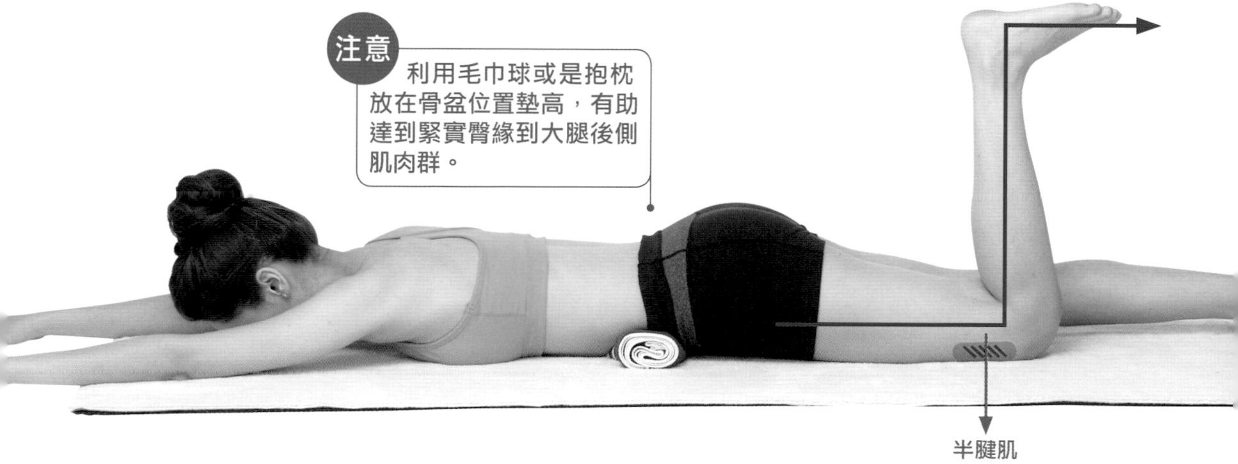
注意
利用毛巾球或是抱枕放在骨盆位置墊高，有助達到緊實臀緣到大腿後側肌肉群。
半腱肌

3 抬起大腿

腳踝、膝蓋保持垂直，像用腳底推天花板一樣，
吐氣，從大腿根部垂直往上抬，腹部吸氣維持10
秒；吐氣，回到步驟1，左右腿各做30次。

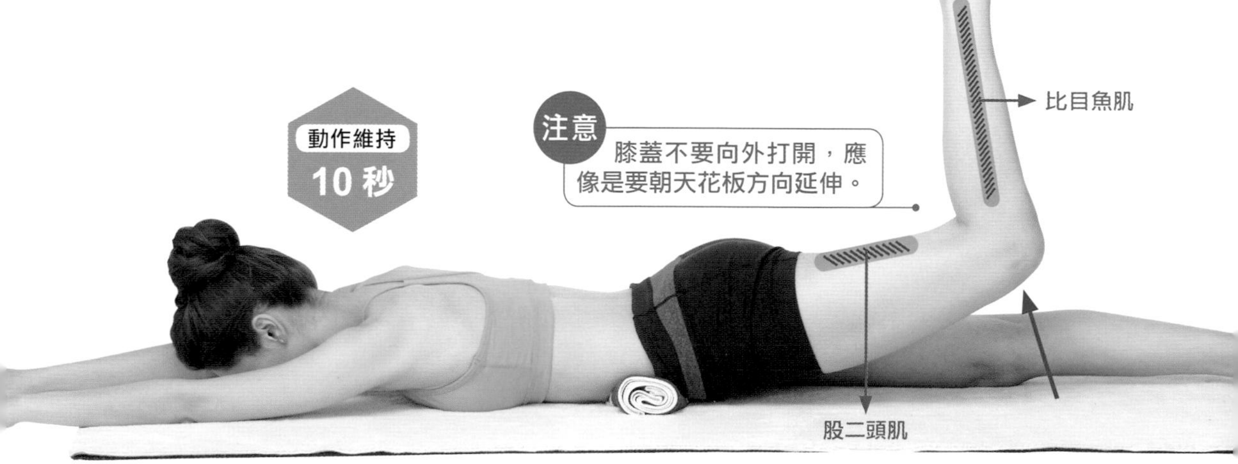
動作維持
10秒
注意
膝蓋不要向外打開，應像是要朝天花板方向延伸。
比目魚肌
股二頭肌

橋式×翹臀

扁臀變蜜桃

久坐和老化，都會使屁屁變鬆弛、暗沉。「橋式」是經典的提臀運動，在膝蓋中夾毛巾，可以鍛鍊臀部側邊的臀中肌，刺激骨盆周圍的肌肉，讓扁平的臀部集中渾圓、Q實提臀。

1 平躺膝蓋夾毛巾

躺在軟墊上，把毛巾摺4摺放在兩個膝蓋中間，雙腳膝蓋彎曲，兩手自然放在身體兩側。

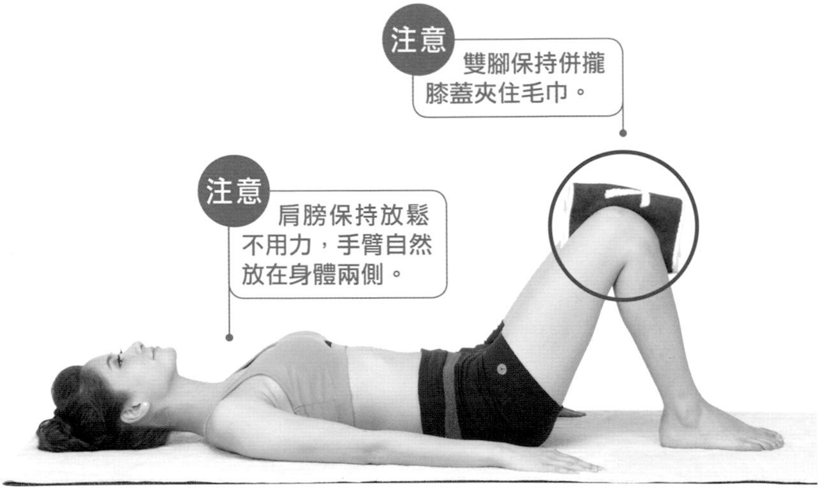
注意
雙腳保持併攏
膝蓋夾住毛巾。
注意
肩膀保持放鬆
不用力，手臂自然
放在身體兩側。

2 抬起臀部

吐氣，利用腹部及大腿的力量，把臀部微微抬起維持10秒鐘，慢慢吸氣。

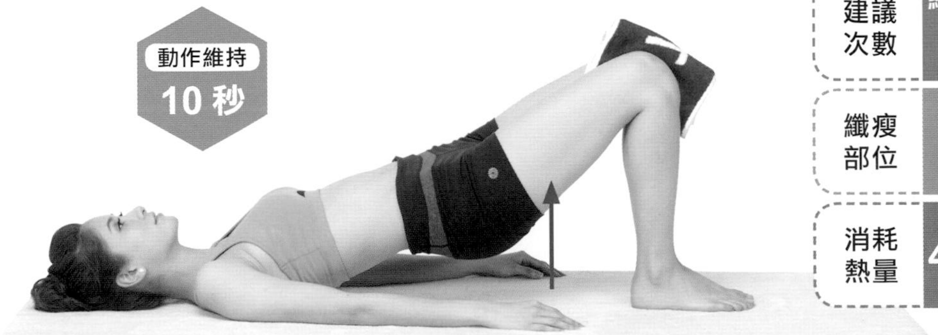
動作維持
10 秒

建議次數	維持5~10秒 × 10次
纖瘦部位	臀中肌 腰方肌
消耗熱量	46.12 大卡

3 腰臀抬起

慢慢吐氣，腳跟踩地，從胸部以下位置抬起腰和臀，吸氣維持5秒。

動作維持 5~10秒

注意

腳底、肩膀、手臂的位置保持不變，將臀部抬起，讓膝蓋到肩膀形成一直線。

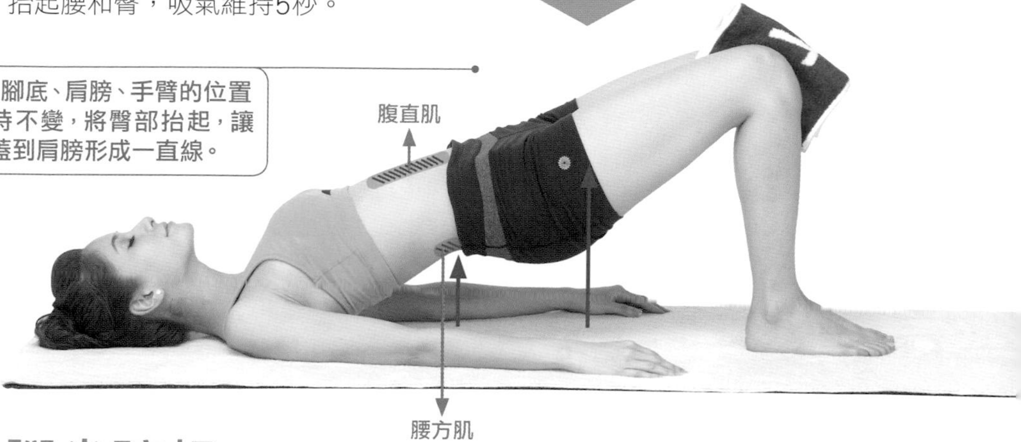

4 腳尖踮起

慢慢吐氣，保持步驟3的姿勢，兩腳尖踮起，接著腳跟稍微放下，但不要讓腳跟碰到地板，反覆進行20次。再重覆步驟1～4，每回做10次。

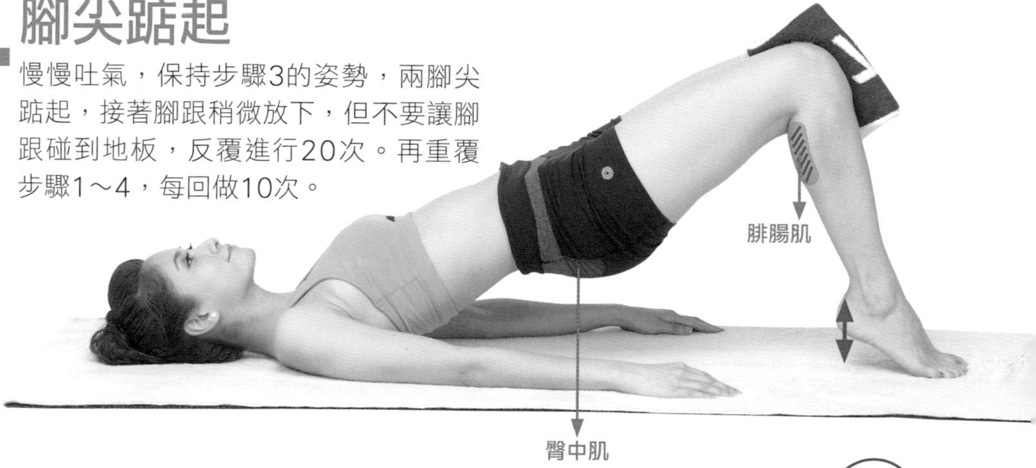

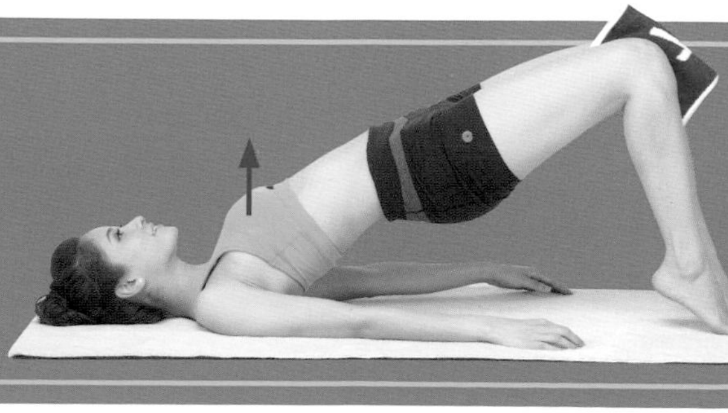

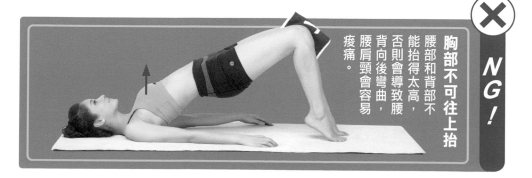

NG！

胸部不可往上抬

腰部和背部不能抬得太高，否則會導致腰背向後彎曲，腰肩頸會容易痠痛。

深蹲×翹臀

提臀瘦大腿

「深蹲」不但是「世界第一翹臀」珍妮佛洛佩茲保持名臀的秘訣，而且能鍛鍊臀部和大腿肌肉，包含臀大肌和股四頭肌（大腿前側肌肉），起到一個緊緻、收臀的作用。

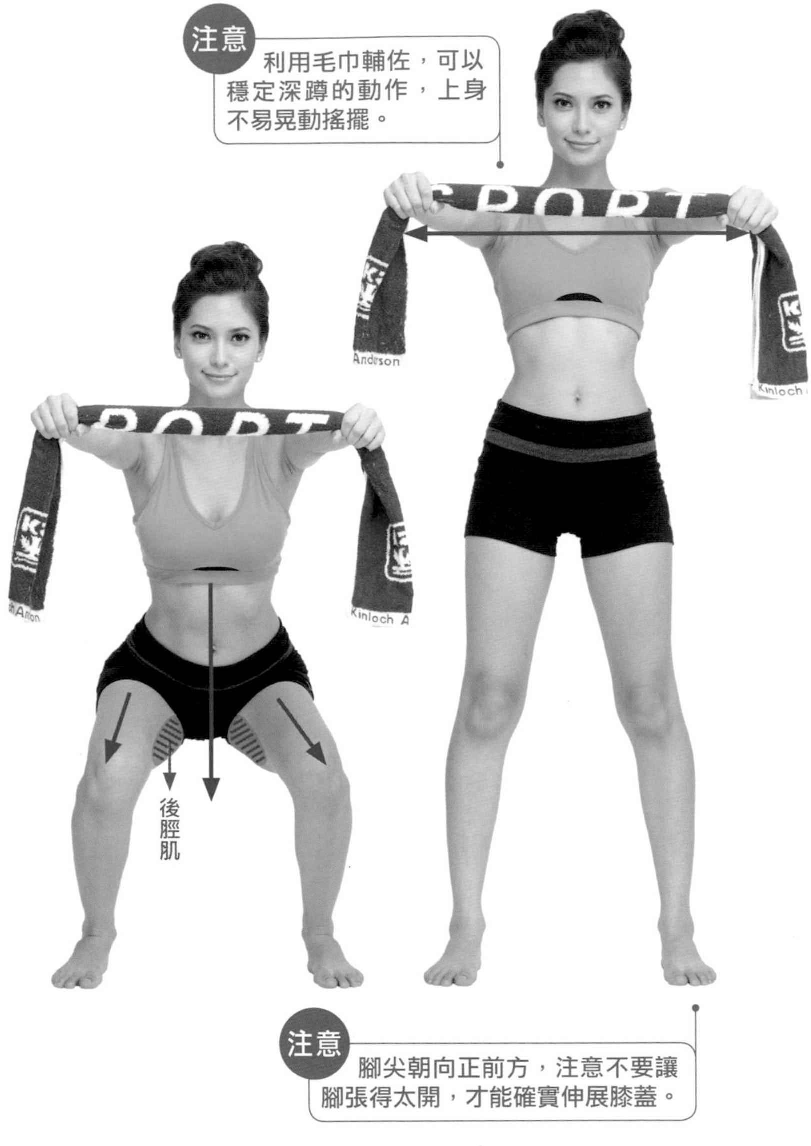
注意
利用毛巾輔佐，可以穩定深蹲的動作，上身不易晃動搖擺。
後脛肌
注意
腳尖朝向正前方，注意不要讓腳張得太開，才能確實伸展膝蓋。

1 向前伸直

雙腳、雙手打開與肩同寬，雙手握住毛巾兩端，往上抬到肩膀的高度，往前伸展。

2 膝蓋下蹲

一邊吸氣，一邊彎曲膝蓋，讓屁股往下坐，直到大腿與地面呈平行。

建議次數	維持10秒×20次
纖瘦部位	臀大肌 股四頭肌
消耗熱量	36.55大卡

3 臀部往後

慢慢吐氣，臀後往後推，維持這個姿勢10秒鐘。動作重覆20次。

動作維持 10秒

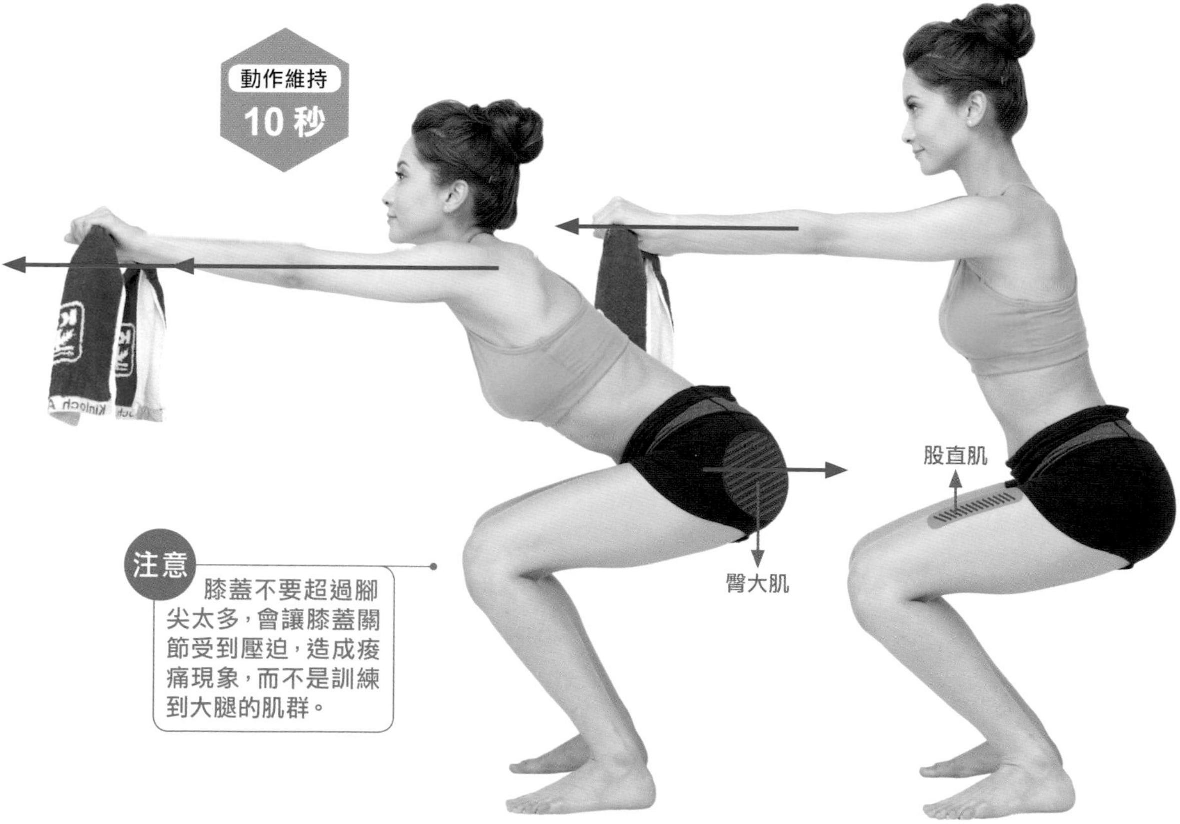

注意

膝蓋不要超過腳尖太多，會讓膝蓋關節受到壓迫，造成痠痛現象，而不是訓練到大腿的肌群。

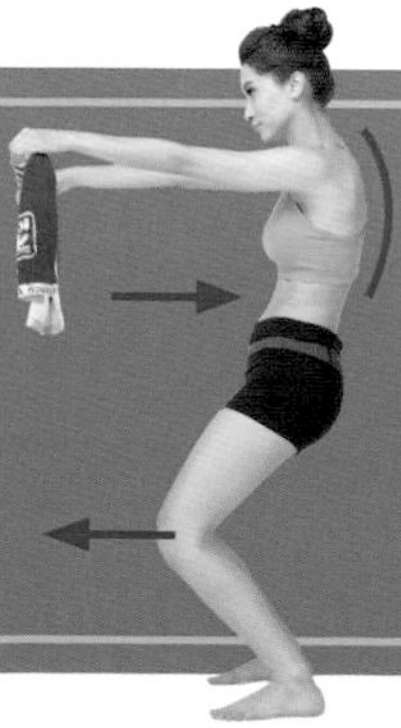

NG！

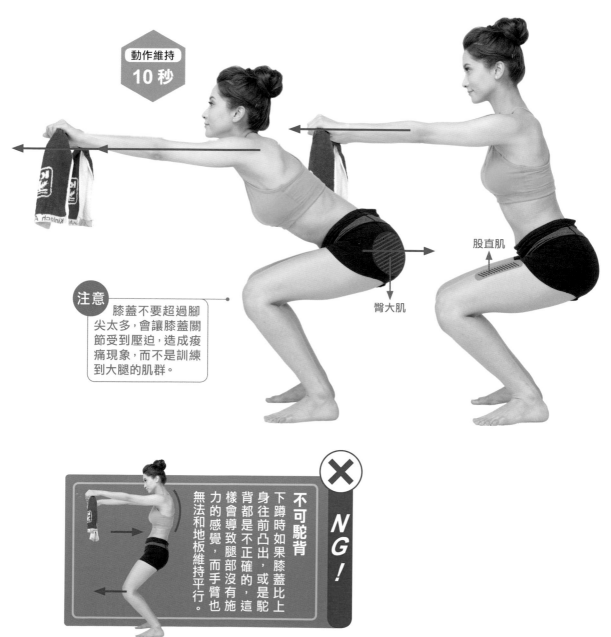

不可駝背

下蹲時如果膝蓋比上身往前凸出，或是駝背都是不正確的，這樣會導致腿部沒有施力的感覺，而手臂也無法和地板維持平行。

抬手×下蹲

燃大腿脂肪

「抬手下蹲」能提高腿部肌力和耐力，運動到臀大肌及臀中肌，提高臀線高度，更結實有曲線。另外下蹲時會用到較多的腿部肌肉，有助燃燒大腿脂肪，雕塑大腿內側的弧線。

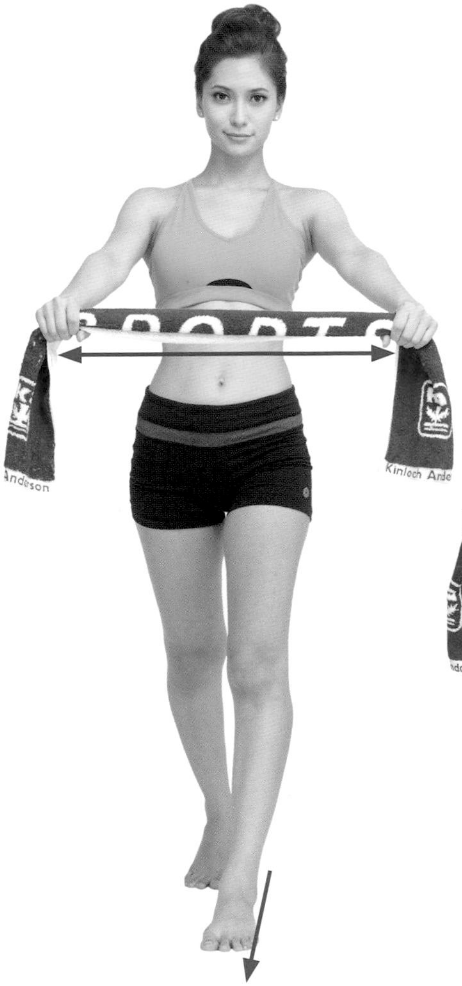

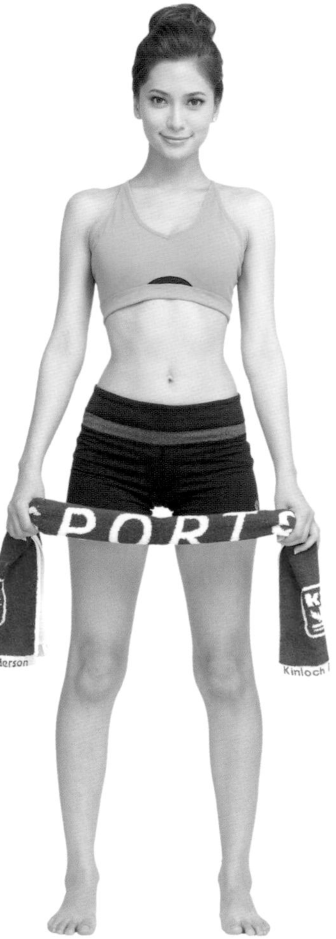

1 站立預備

站立雙腳與肩同寬，雙手握住毛巾兩邊。

2 跨步伸手

一腳向前跨步，膝蓋微彎曲，兩腳前後距離約肩寬2倍，後腳腳跟踮起。

建議次數	維持10秒×20次
纖瘦部位	內收長肌 股外側肌 腹直肌
消耗熱量	36.55大卡

3 下蹲抬手

慢慢吐氣，雙腳慢慢往下蹲，使前腳的大腿與地面平行，雙手往上伸直超過頭頂；保持呼吸維持10秒。換腳，左右交替20次。

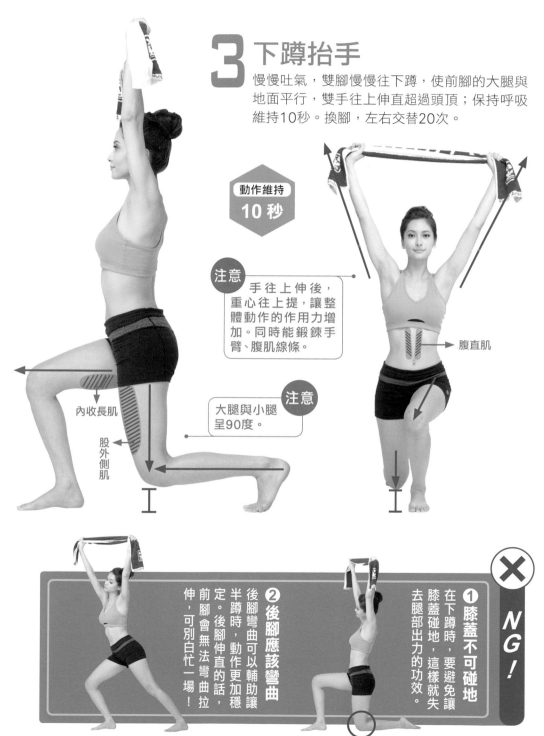

動作維持 10秒

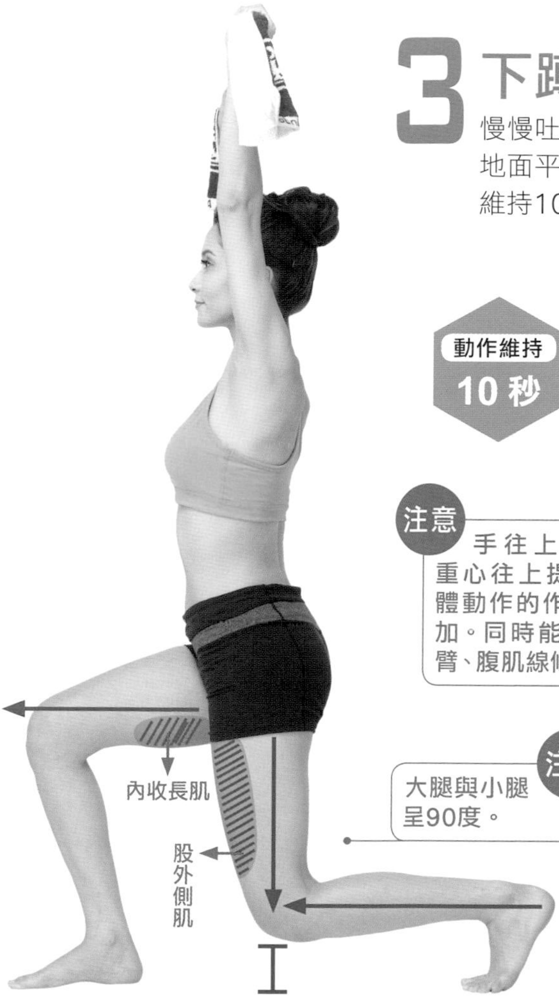

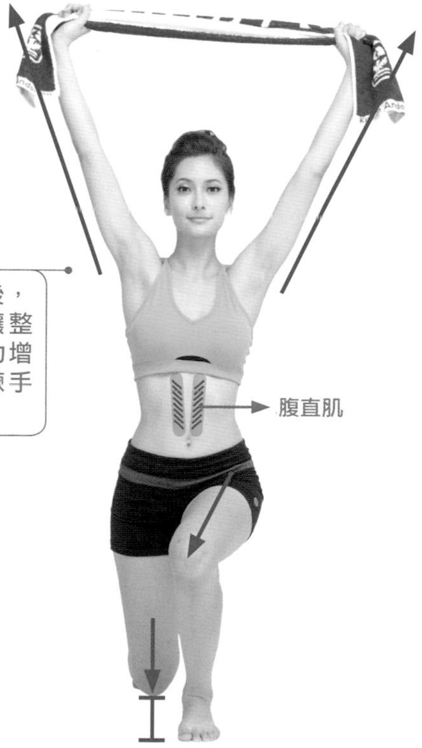

注意 手往上伸後，重心往上提，讓整體動作的作用力增加。同時能鍛鍊手臂、腹肌線條。

注意 大腿與小腿呈90度。

NG！

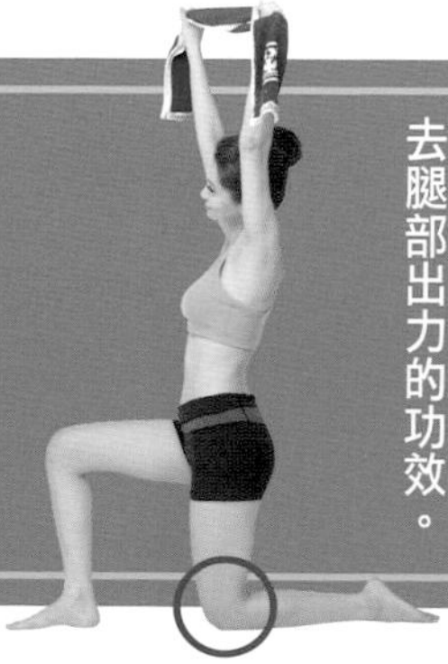

❶膝蓋不可碰地

在下蹲時，要避免讓膝蓋碰地，這樣就失去腿部出力的功效。

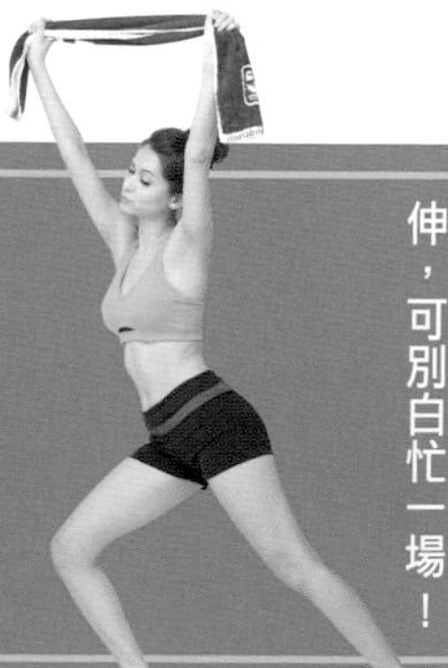

❷後腳應該彎曲

後腳彎曲可以輔助讓半蹲時，動作更加穩定。後腳伸直的話，前腳會無法彎曲拉伸，可別白忙一場！

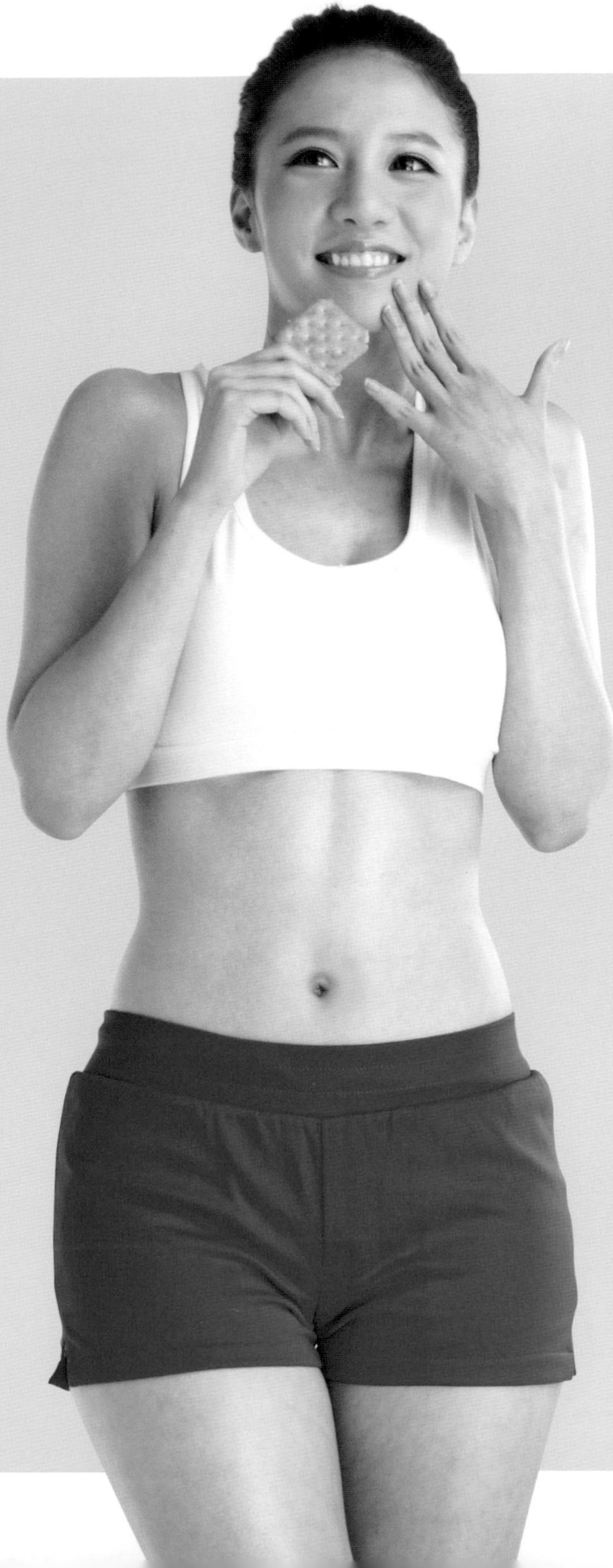

PART 6

減重門診大推廣的「養瘦」生活實踐法！

【加分瘦肚法！】平日這樣做，肚子就能小一號！

絕對別節食！身體一旦餓過頭，內臟脂肪將累積更多！

「減肥史」，其實是近20、30年來，經濟較富裕地區才開始有的現代產物。

起先大家提出「少吃會瘦」的對策，看似有道理，但近年來專家卻紛紛提出很多但書。

首先，「少吃」是有限度的，吃得再少，如果「代謝」還是消耗不掉，加上正常的能量與廢毒進出機能被弱化而衰退，仍會造成身材和健康問題。

此外，人只要一餐不吃，大腦就會啟動「維安系統」，讓你的行動遲緩想睡覺，以減少熱量消耗。

藉由節食的人儘管暫時變瘦，但通常身體會緊急動用儲存在體內的脂肪，而第一個目標會先從女性**最不想瘦的「胸部」開始動用**，最後才會用到最想瘦的「肚子」。

還有，前文提過的一個惡夢就是，節食減重者一旦恢復飲食，身體會因為饑渴所造成的恐慌，產生強烈的補償作用，而100％吸收食物的熱量，**讓你比以前還要胖**。

因此，越是在減肥期，越要導正到正常的飲食和作息，掌握「**吃對多動**」的原則，本單元建議你以下**10個吃對的「減脂小撇步」**，幫你維持減重不腹胖，一瘦就是一輩子！

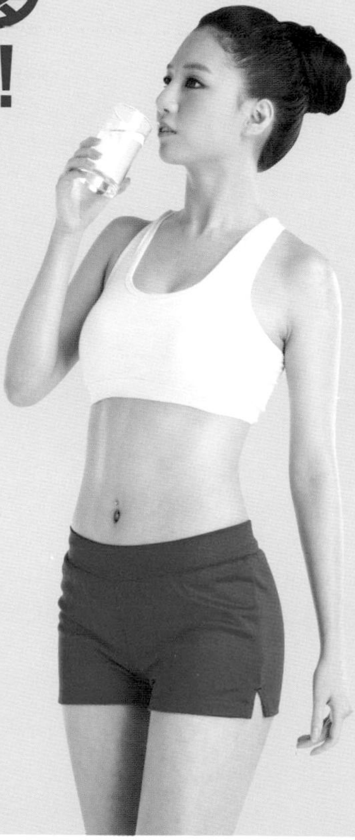

扭轉錯誤觀！好好認識有助瘦肚子的「減脂小撇步」！

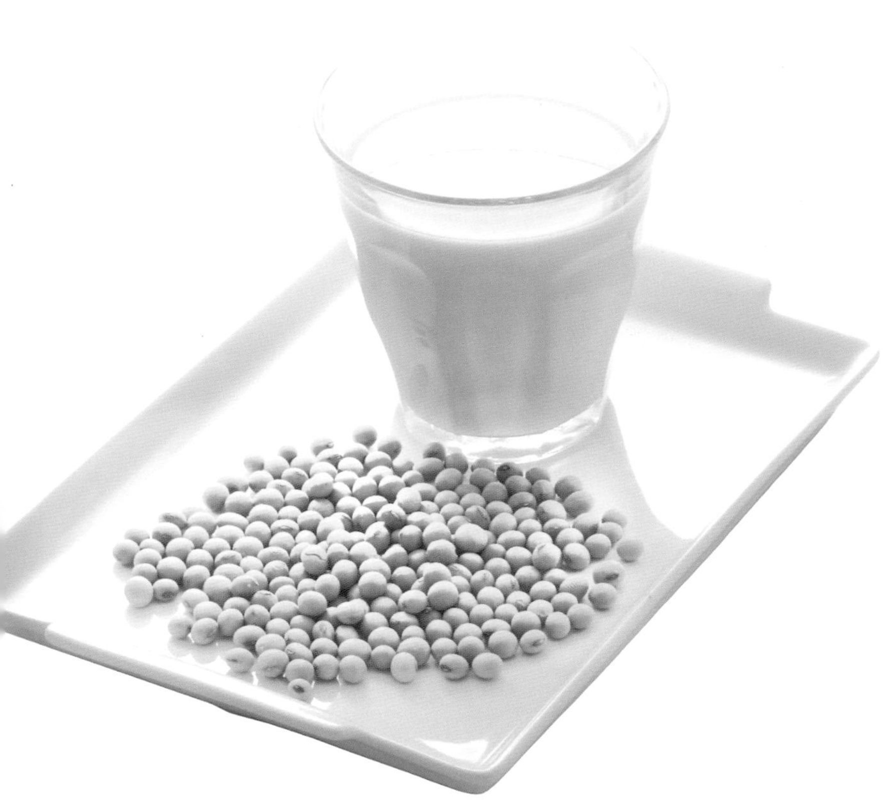

Rule 1 不吃蛋白質會越來越胖！

〈**蛋白質被減重者抹黑？**〉有減重者曾說是為了戒斷「蛋白質」和「脂肪」，而長期不吃肉。其實，錯不在蛋白質，身體長期缺少蛋白質會造成組織提早衰老，器官肌肉鬆弛無力，積在體內的廢物和積水無法排除，以致肚子越來越大，變成虛胖、水腫問題。

TIPS 〈**多吃豆類補充植物性蛋白質！**〉考慮體重、年齡、工作型態，正常體重者一日的蛋白質攝取量算法為：

目前體重公斤×年齡對照指數＝公克，大約35～40公克

可以減少吃健康問題較多的動物性蛋白質，改以植物性蛋白質、尤其是大豆蛋白來取代，**大豆中含35%的蛋白質**，又很容易被吸收，豆腐、豆漿飲品都是很好的補充品。

Rule 2 不吃澱粉反而食慾旺盛！

〈吃飯會胖？〉其實，腦內最具有抑制食慾功能的「血清素」，在吃油膩食物時，血清素減少，胃口會大增；**吃碳水化合物類的食物（澱粉），血清素增加，食慾能得到控制。**當身體缺少碳水化合物，會開始燃燒「肝糖」做為能量，也會燃燒部份「脂肪」，但效率不如運動所消耗的熱量；且在缺乏碳水化合物的情況下燃燒脂肪，**會產生「酮酸」（ketosis）的有毒副產品，對負責處理的腎臟造成負擔。**

TIPS 〈吃「抗性澱粉」瘦得快！〉澱粉，也要挑種類。三餐主食中5～6%以「抗性澱粉」（resistant starch）取代，能幫助減重；**香蕉、地瓜、馬鈴薯、糙米、豆類都是「抗性澱粉」高的食物。**此外，把精製白米換成糙米，白麵條換成蕎麥麵條，麵包選全麥和低脂貝果，既能減少身體負擔，又增加膳食纖維、維生素等幫助消化代謝的養份。

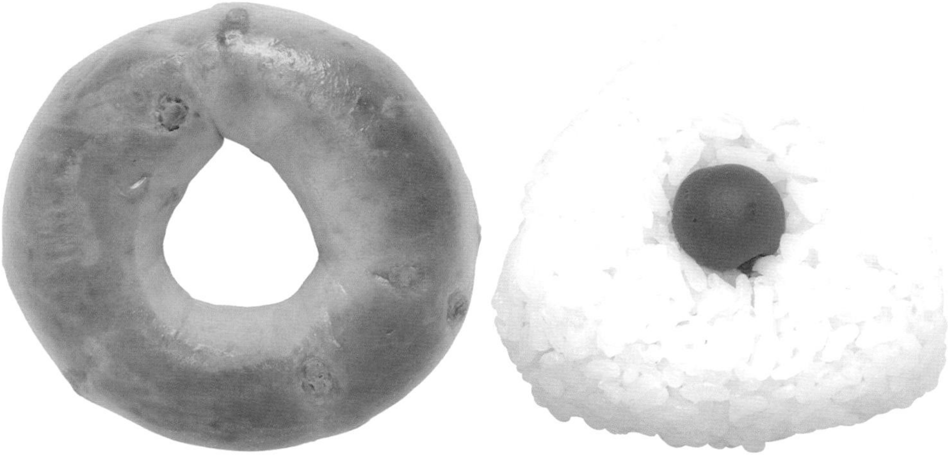

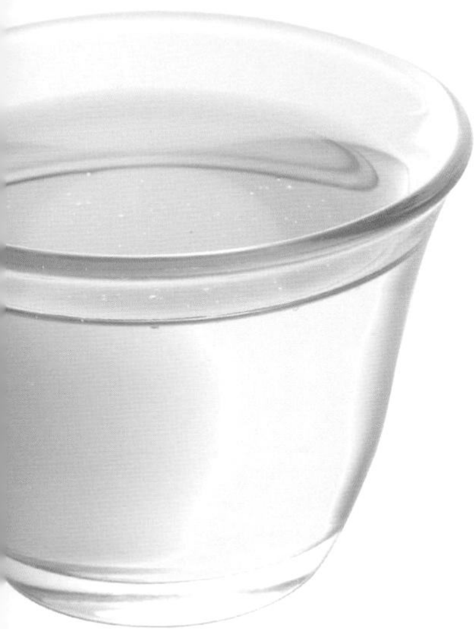

Rule 3 吃好油，不胖反瘦！

〈**錯不在油，是壞油作怪！**〉適量、優質的油脂能提供人體能量，保護皮膚和內臟，維持體溫，幫助營養素的吸收和運輸，穩定神經和免疫系統。偏偏現代人**吃太多壞油**，如烘焙或加工食品多使用的動物性奶油、棕櫚油、「氫化」的植物油，但油脂的「氫化過程」或油炸後，就會形成危害人體的**「反式脂肪酸」，在體內不易分解，會堆積在血管內，造成內臟脂肪肥胖、血管栓塞、動脈硬化等。**

TIPS 〈**富含「單元不飽和脂肪酸」才是好油！**〉為了健康和身材，一選植物油為主：橄欖油、芥花油、亞麻仁籽油、苦茶油等；二選製油方法：**冷壓、初榨、未精製、未氧化的植物油，無負擔又較多養份**。如最新有關「地中海料理飲食法」與健康的相關統計，此法能大大降低死亡率、失智症、肥胖症、憂鬱症的原因，**橄欖油**功不可沒。不過，需要高溫煎炸的台菜料理，往往要用較穩定不易變質的**豬油**。所以，建議大家改變烹調方式，以及多選擇可生食的蔬果沙拉。

Rule 4 多吃色彩鮮艷的蔬果！

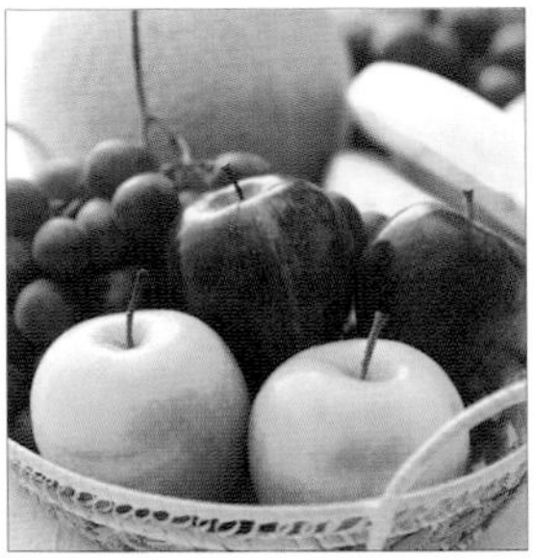

〈**天天蔬果5．7．9！**〉各國專家都肯定，**孩童、成女、成男的每日蔬果攝食量各5、7、9份**，有明顯的降脂防病抗癌效果。尤其各具養份的各色蔬果均衡攝取，可帶來「彩虹魔法」般的保健綜效。特別是深色蔬果含抗氧化成份，有助抗菌抗毒，及維持荷爾蒙平衡，可**預防減肥期出現氣色差、皮膚粗躁、掉頭髮等困擾。**

TIPS 〈**早上生食蔬果，排便排毒佳！**〉多吃生的蔬果，吸收完整的消化酵素，有助去脂排毒，肌膚和精神都會比減肥前更漂亮。特別早上是人體的「排泄階段」，以生吃蔬果當早餐，酵素可大力把老廢物質排出體外。

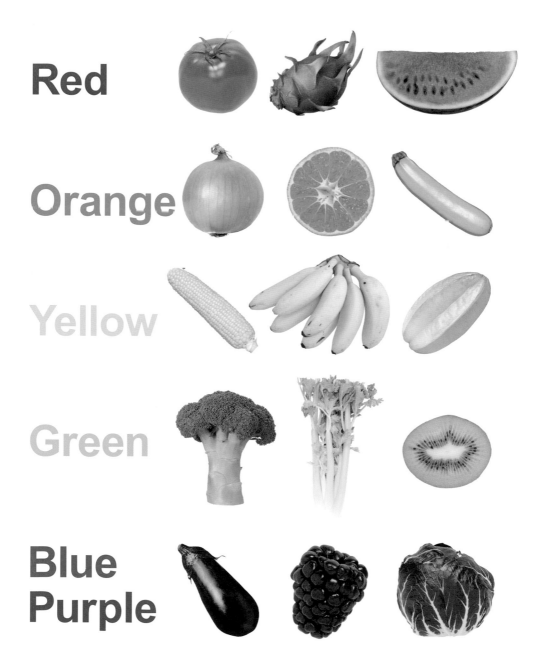

Red

Orange

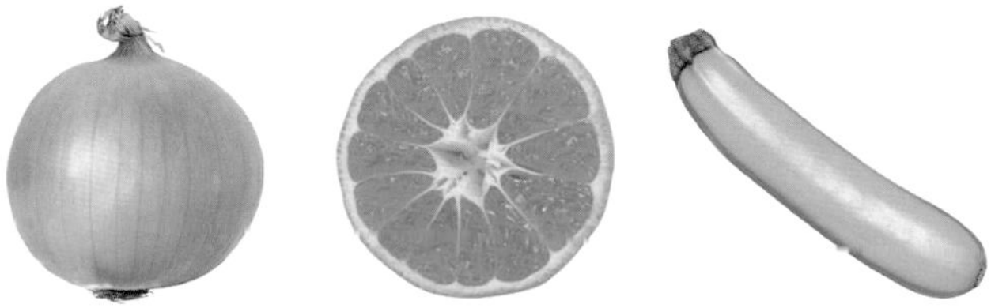

Yellow

Green

Blue Purple

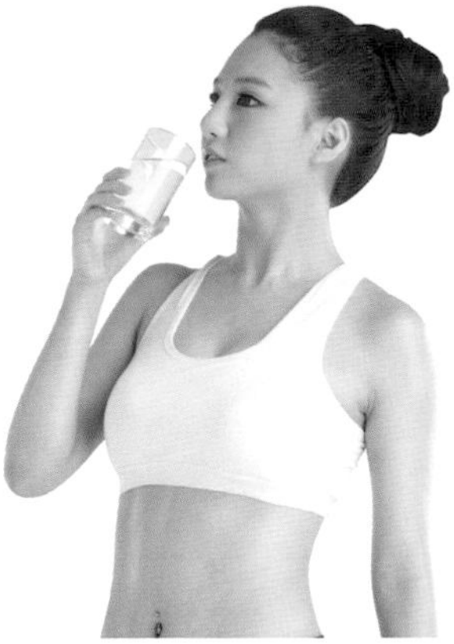

Rule 6
飯間喝水不飽反胖！

〈飯間喝水使血糖飆升！〉**吃飯時喝水會容易發胖，因為喝水會使血糖值一下子升高**，血糖值升高得太早，會使降低血糖的胰島素開始分泌，並開始將超過基準值的血糖轉化成脂肪。

TIPS 〈飲水量每人不同！〉建議大家飯前30分鐘、飯後1小時不要喝水，其餘時間分段共喝2～3公升的水；**晚上8點後不要大量飲水，避免水腫。**要注意，不是每個人都需喝水一樣多，體重越重的人越需要大量的水來代謝排毒；計算法是：**「體重公斤×乘以基數40毫升」**，就是你1天需要的飲水毫升量。

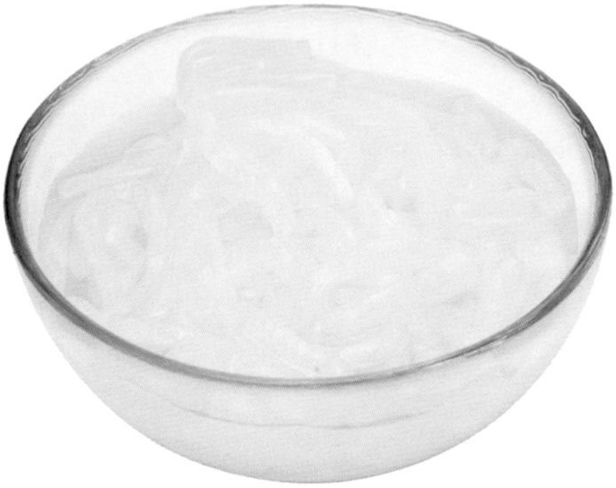

Rule 5
控制在1,200大卡就會瘦？

〈忘掉卡路里！飲食內容才是重點！〉
雖說成人一天的基礎代謝量約1,200大卡，但6大營養素沒有各取足夠的話，身體還是會運作不良。盲目追求「低卡」的減重者，可能少吃了一些熱量，但也少吃了很多**「助瘦營養素」**。像水腫虛胖者，應多吃含**鉀**的食材，如香蕉、馬鈴薯、地瓜；內臟脂肪多者，應多吃含**維生素E**的粗穀類（糙米、胚芽米）、綠葉蔬菜，以利排油代謝。

TIPS **〈低卡迷思吃壞健康！〉**市面上流行標榜低卡的蒟蒻、寒天製品，若一味拿來取代正餐、攝取過量，會影響體內礦物質、鈣、鐵、鋅等的吸收。而且，要注意它們是否添加過量糖份、鹽份、香料，反倒影響健康和減肥效果。

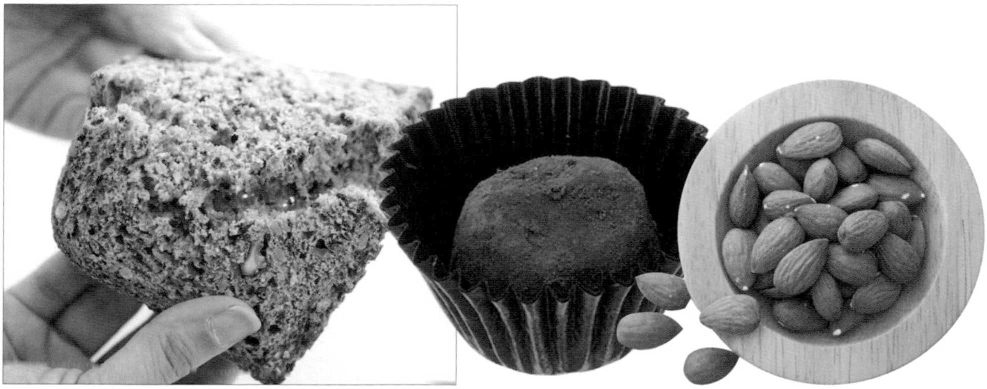

Rule 7
吃堅果或黑巧克力，有助體重代謝！

〈減肥期禁吃零食？〉減重者若非得吃零食，盡量選天然蔬果，或適量堅果類，像**杏仁**可提供飽足感，延緩胃排空的速度；杏仁所含油脂會讓血糖保持穩定，減少存積脂肪。另外，純度高、糖份低的**黑巧克力（可可量最好75%以上）**，被研究發現含抗氧化成份，有助提升代謝力，可適量食用。

TIPS 〈食用份量還要是注意！〉
堅果類富含油脂，例如，半湯匙杏仁的熱量約45大卡，等於1/3湯匙沙拉油，不宜過量，**每天吃5～6顆為限。**

Rule 8
白糖和麵包才是生脂高手！

〈防胖要少吃精食！〉白糖、白麵包這些精緻加工食品，消化吸收後會直接進入血液。研究顯示，即使攝取的總熱量相同，但**每天吃4～5份白麵包者，跟只吃1份或更少白麵包者相比，腰圍的增加要大上3倍**。建議換掉精製穀類和糖類，改吃粗米、全麥和裸麥麵包；以咖啡色的黑糖或蜂蜜取代白砂糖，**「咖啡色的最好！」**

TIPS 〈全麥麵包未必是全麥！〉
市面上的全麥麵包，大多數只是加少量烤過的麩皮；甚至是完全用白麵粉加黑糖蜜製作，用顏色誤導消費者。真正的全麥麵包，是整粒麥子磨粉做麵包，麵粉的筋性不易展現，**口感顯得粗糙**，要仔細分辨。

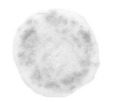

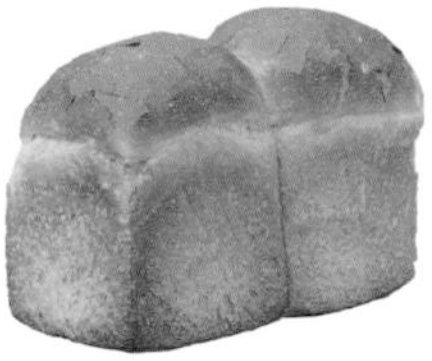  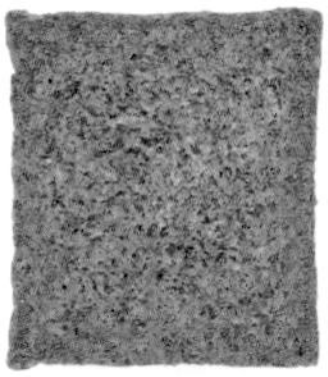 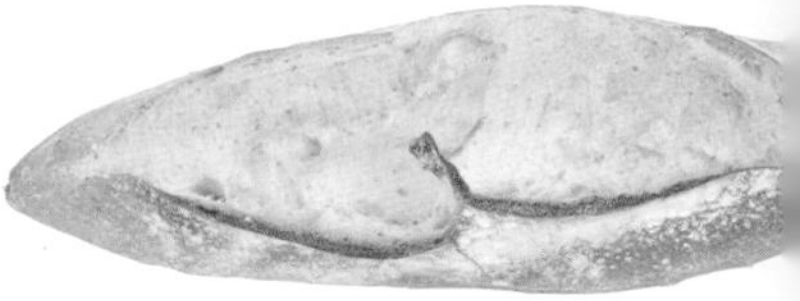

Rule 9 晚上8點後微斷食，燃肚效果超好！

〈晚餐是脂肪重大來源！〉人體內有種BMAL1蛋白質，越晚會分泌越多，越能協助吸收脂肪成為「體脂肪」；如果晚上8點後還斷斷續續地吃東西，你說白天多努力節食、運動減肥，要瘦也很難。

TIPS **〈晚餐早點吃、吃少一點！〉**建議大家早餐多吃蔬果；午餐澱粉要吃足夠，保持正常食量；晚餐份量減半到400卡左右；晚上8點後進行「微斷食法」。但是，**千萬不要不吃晚餐**，否則沒有養份讓身體分泌能修復受傷細胞、並幫助肌肉增生的成長荷爾蒙。

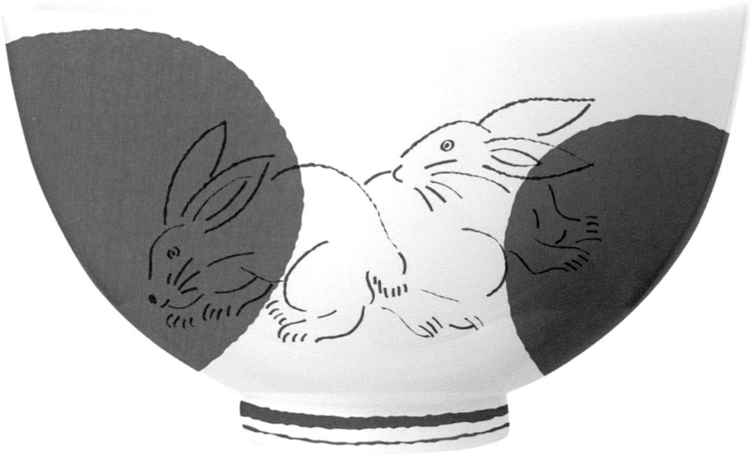

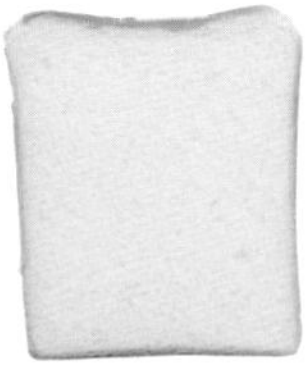 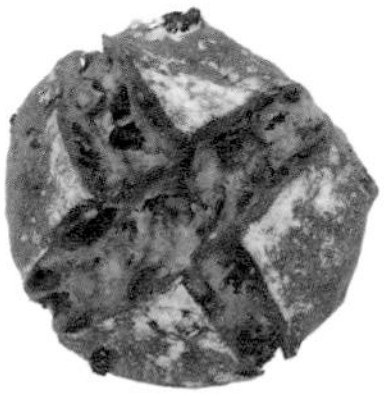 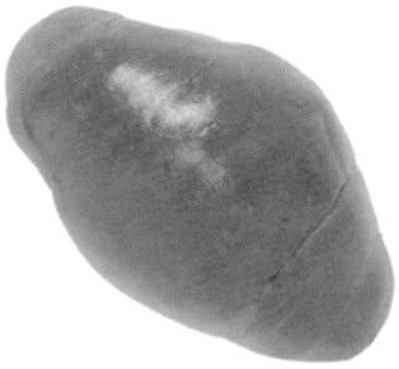 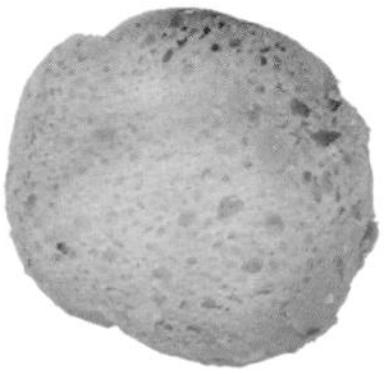 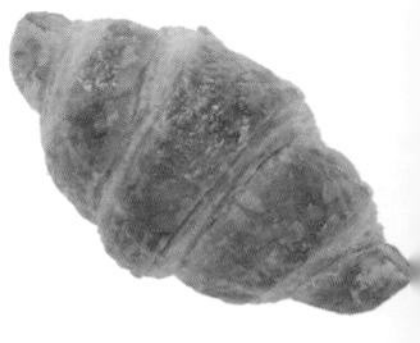

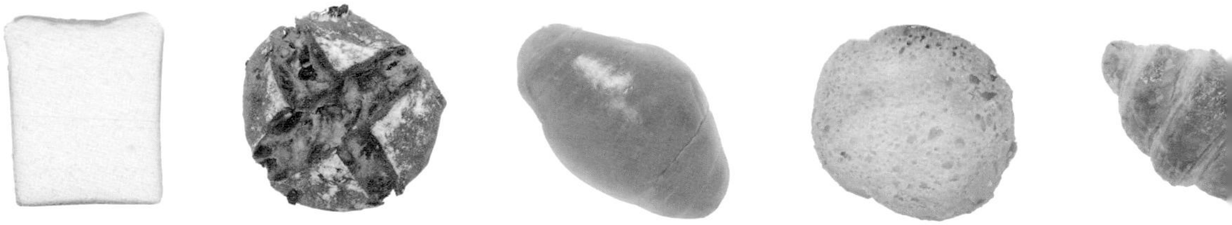

Rule 10 熟睡比睡飽更重要，代謝效率更高！

〈睡太少會胖！睡太多也不健康！〉研究指出，**睡太少會造成飲食慢性改變**，容易增加饑餓感，且易暴飲暴食，增加肥胖機率。睡眠不足時，身體會渴望睡眠，荷爾蒙會作用使醣類囤積在肝臟，容易變成脂肪！而一日睡眠以6～8小時為宜，且需是熟睡狀態；長期睡眠少於6小時者，或嗜睡超過12小時者（包括午睡和打盹），死亡率會增加為15～50%。

TIPS 〈晚上11點～4點應熟睡！〉晚上11點為最佳熟睡時間，以利體內進行修補工作，**讓「瘦體素」和「饑餓素」正常運作**，才能健康不胖，以及有效減重。

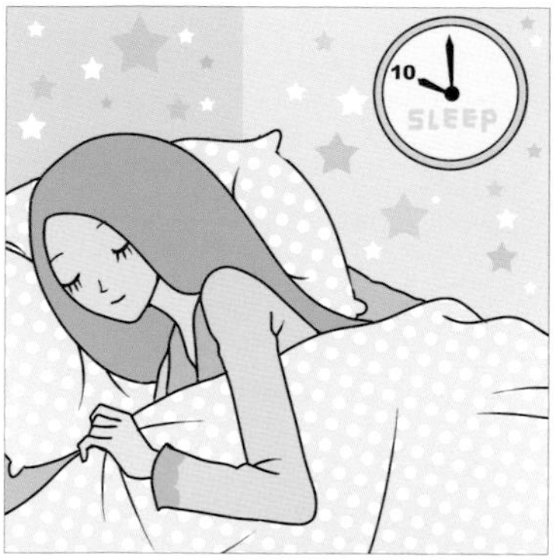

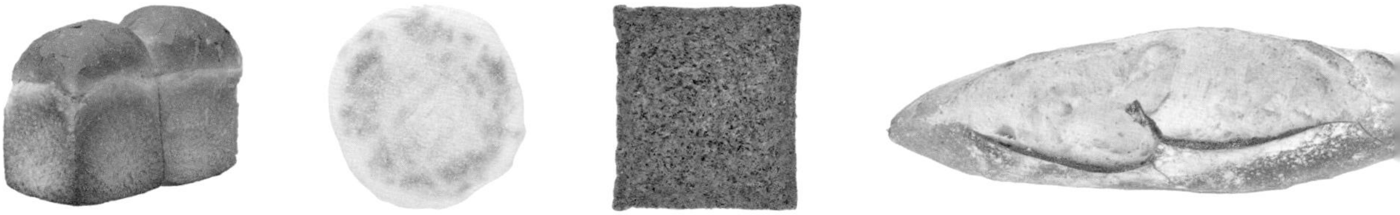

隨時拉一下！

一條毛巾24小時助你輕鬆減重塑身！

9:00～11:00

辦公拉一下，提神醒腦還能「降低貪吃慾」！

早上上班容易注意力不夠集中，此時藉由拉毛巾舒展上肢筋骨，促進頭腦、胸腔血液循環，有助提神醒腦。此外，運動能活絡腦部中樞神經，**有效降低對「飽足」的定義值，讓你午餐不貪吃。**

【建議毛巾操】

- P84 挺胸×提腹
- P86 直腰×擴胸
- P88 後拉×肩臂

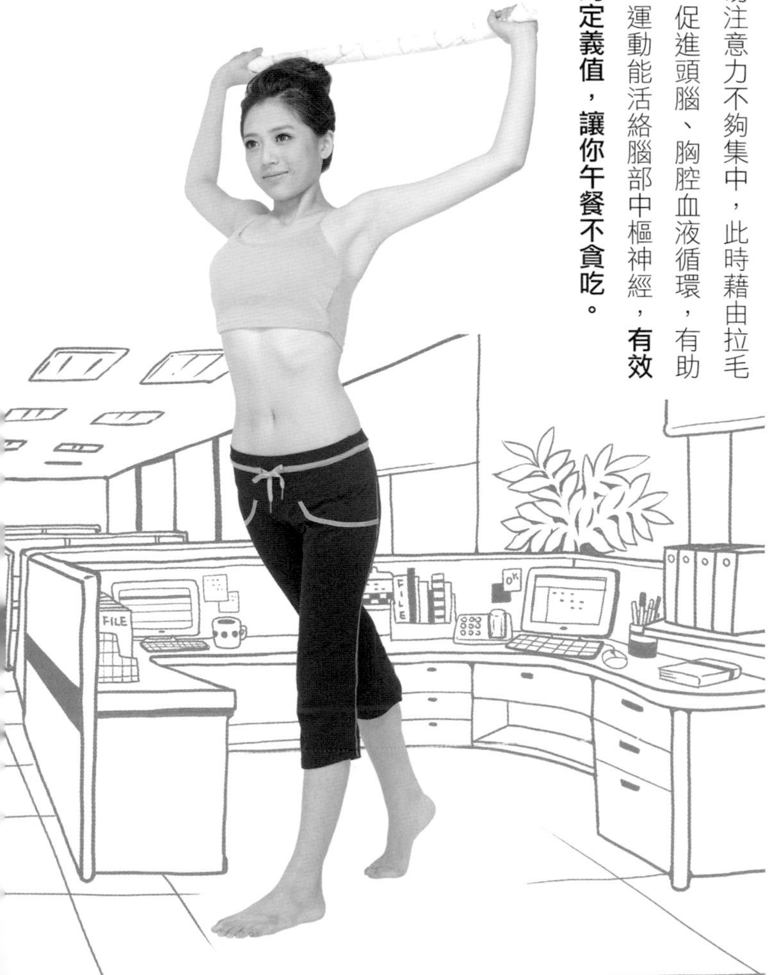

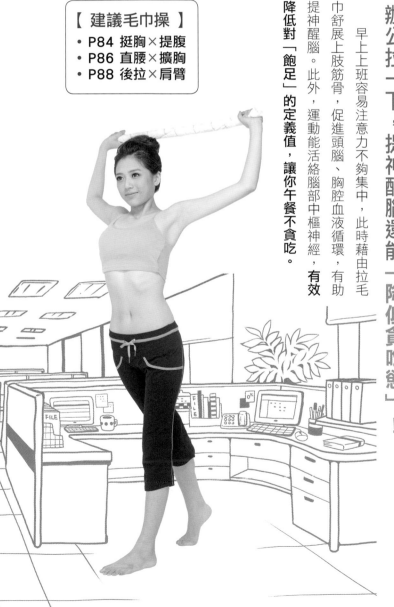

14:00～16:00

邊走邊拉，提升「脂肪燃燒」消耗率！

平時我們走路到微喘、微冒汗的程度長達30分鐘，可以消耗約140大卡熱量，但走路只能運動到腿部，對於瘦肚的成效不大。若能**搭配左右扭腰的毛巾操動作，利用午休或外出時，邊走邊拉，不僅可針對腹部肌群活動，還能增加熱量消耗。**

【建議毛巾操】

- P54 平舉×轉腰
- P58 扭腰×抬臀
- P60 高舉×側彎

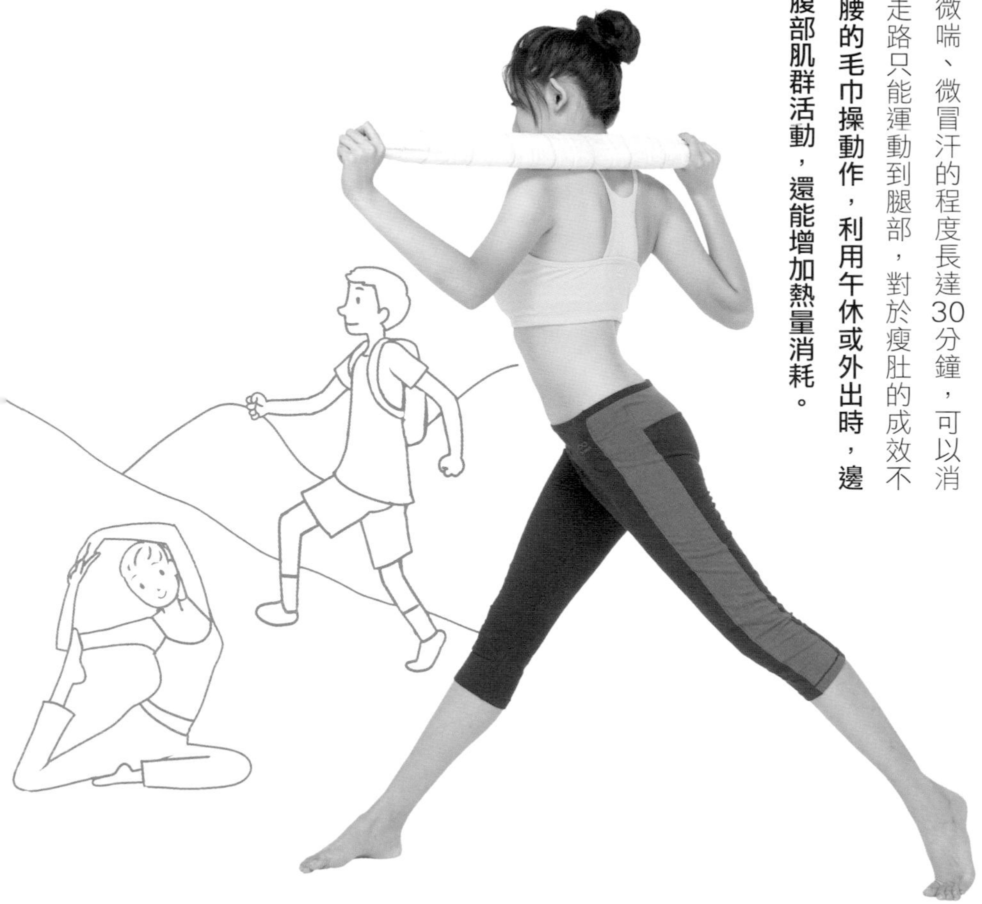

16:00~18:00

午休拉一下，掌握「燃脂黃金時段」！

先前提到下午3～6點是最佳的燃脂時間，不過多數人在這個時間都要上課上班。**不妨利用坐椅毛巾操，加強下肢循環代謝，以避免久坐水腫、肥胖等問題。**

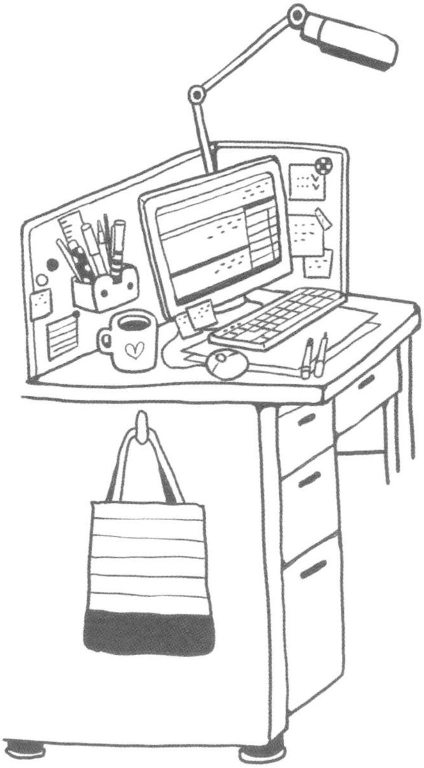

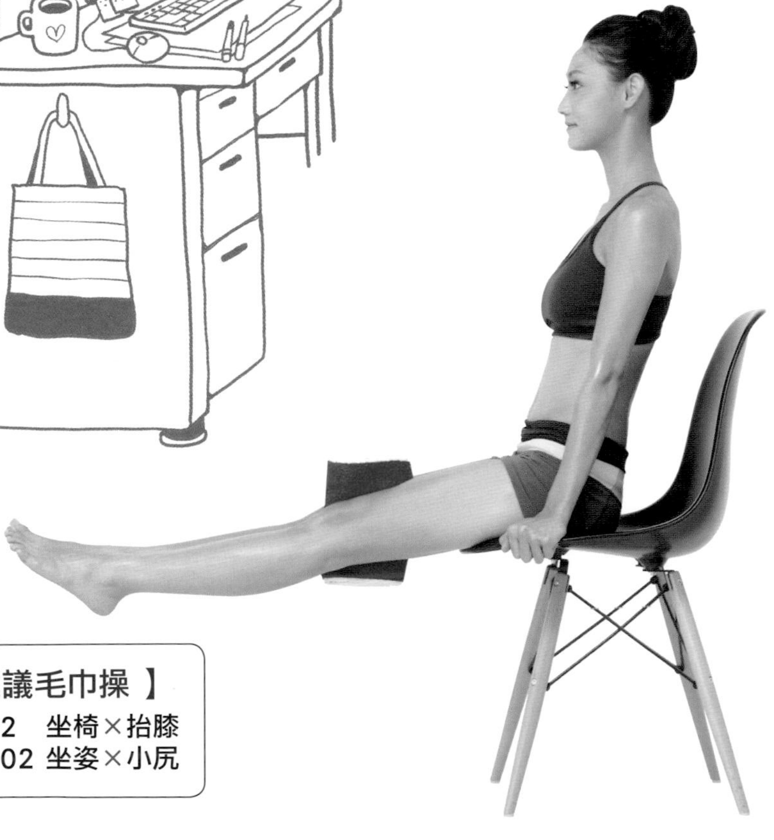

【 建議毛巾操 】

- P62　坐椅×抬膝
- P102 坐姿×小尻

19:00～21:00

看電視拉毛巾，不知覺加強「做操持久力」！

毛巾操簡單易做，因此很多人都利用看電視的零碎時間做毛巾操，尤其婦女們愛看連續劇，邊看邊做毛巾一個小時很快就過去了，當然也在不知不覺中瘦身成功囉！像我平時會看比較動作類的影片或聽著輕快音樂做操，意外發現動作加快，汗流得更多，效果更好！

【建議毛巾操】

- P70　半蹲×轉腰
- P74　8字×轉體
- P108 深蹲×翹臀

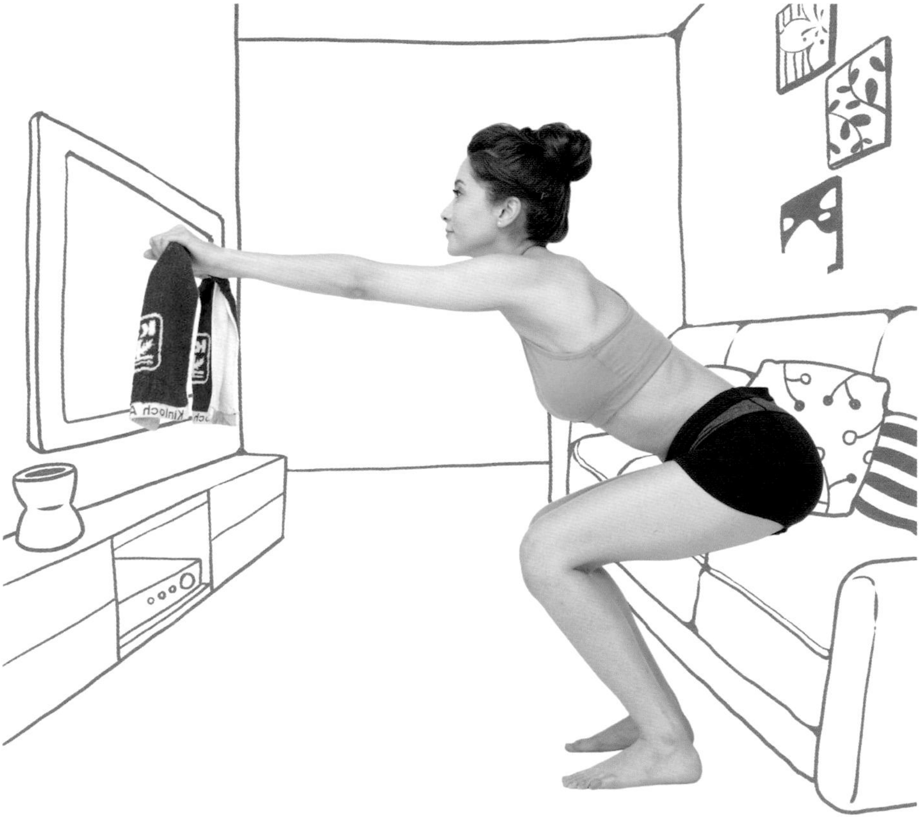

21:00~21:30

洗澡拉毛巾，是「軟化脂肪」最佳時機！

在洗澡時做毛巾操，一來是在溫度較高的空間裡運動能加強新陳代謝，有效軟化脂肪；二來透過水蒸氣洗滌皮膚，以達美膚效果。

【 建議毛巾操 】

- P58 扭腰×抬臀
- P64 前彎×伸展
- P84 舉手×挺胸

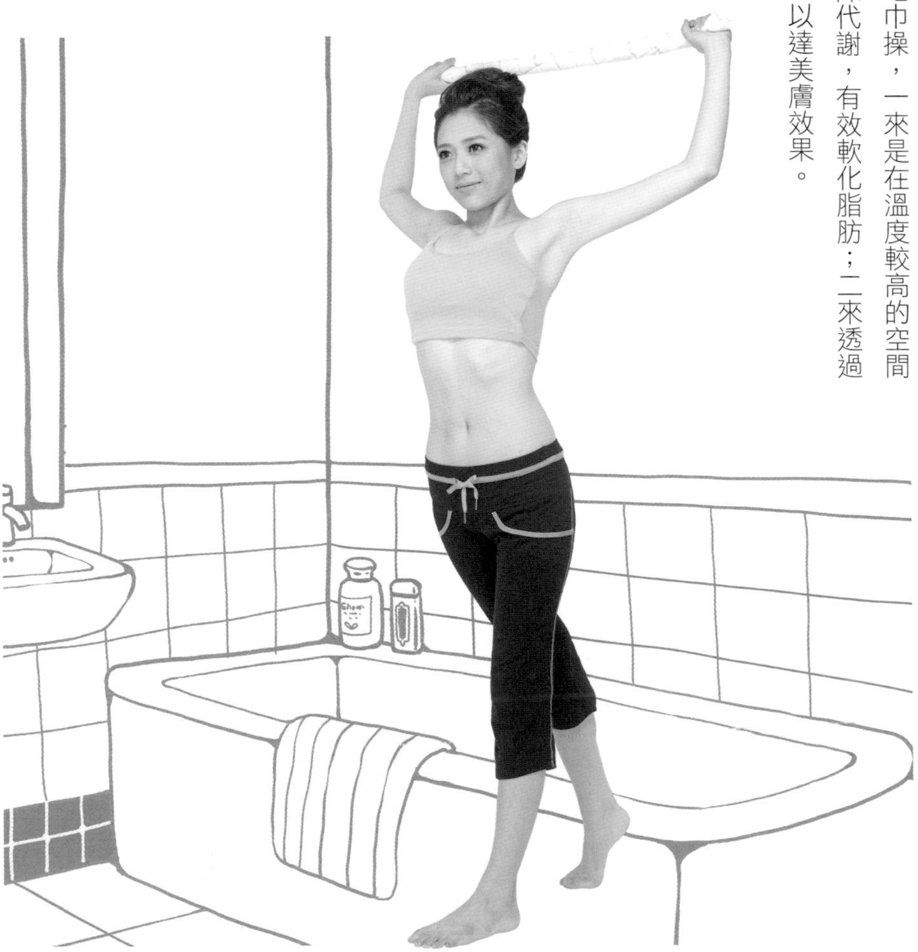

21:30～22:00

睡覺前拉毛巾，提升「基礎代謝」又助眠！

睡前適度做毛巾操有助眠效果，尤其在睡前多做伸展腹部和肋骨的動作，能帶動臟腑深層代謝，調理五臟，每天都能擁有好氣色。

【建議毛巾操】

- P72　平躺×轉腰
- P96　單腿×上抬
- P106 橋式×翹臀

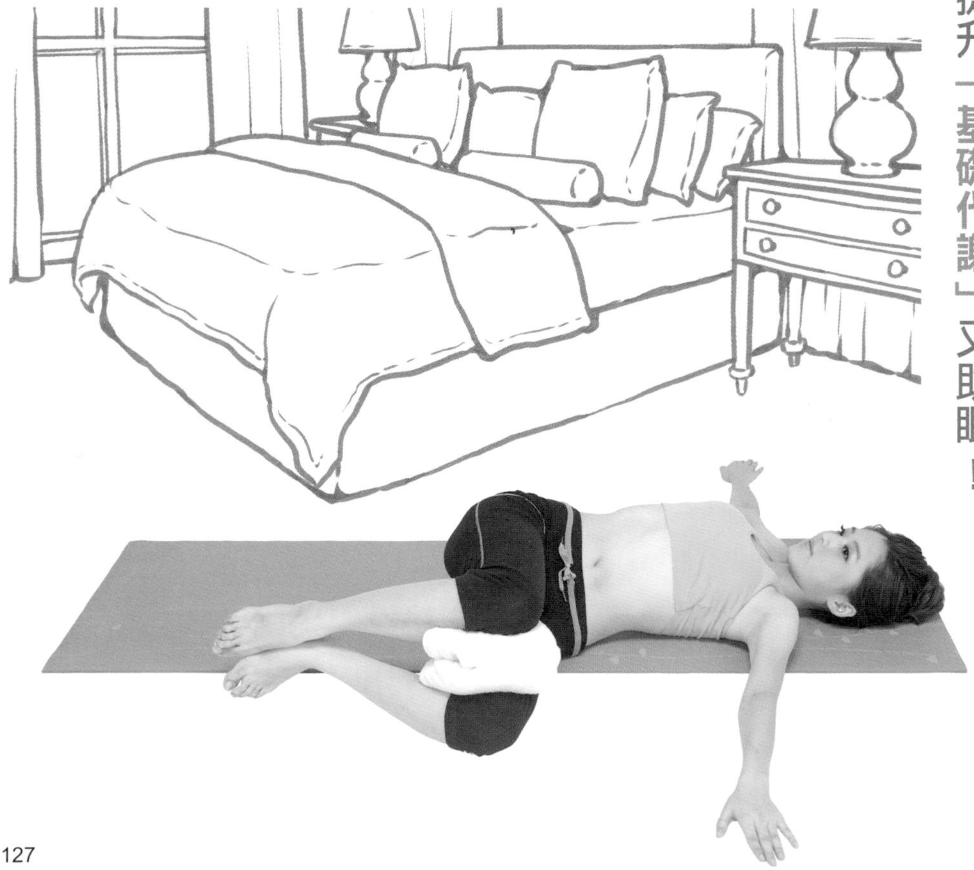

女生請注意！掌握**經期後7天**加強做操，就能輕鬆**瘦3公斤**！

女性的28天月經期，對「體重管理」是一大考驗。行經間身體會消耗比平常更多的能量，所以，這段時間減肥會讓你的身體很不舒服，也沒有元氣。因此，正確的減肥、加強做操時間，應該控制在**月經後的黃金7天，因為身體新陳代謝會變快，並將生理期間造成的滯留水份排出，體重可望在這個階段下降1～3公斤。**

DAY 1～7 行經期：瘦身停滯期

【身體特徵】

- **月經來臨，容易水腫，減重停滯，新陳代謝緩慢。**
- **乳房脹痛。輕微的腰痠。**
- **皮膚顯得乾燥、缺乏光澤。**

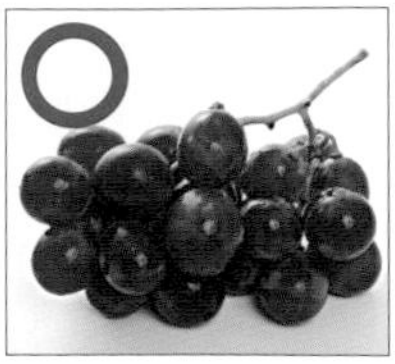

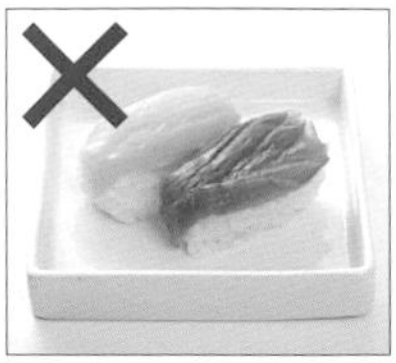

【飲食建議】

- **宜多吃：**含鐵食物，如豬肝、海帶、豬血、菠菜、葡萄等，但要控制每餐份量。
- **宜多吃：**綠色蔬菜含纖維多、助代謝，有飽足感。
- **禁忌吃：**冰品、寒涼性食物（瓜類、白菜、柑橘、生魚片等）會讓經血不能順利排出，也會使基礎代謝率下降。

【運動建議】

- 避免劇烈、震動過大的運動。
- 以緩和的伸展運動為主。
- 建議每天運動做操20分鐘。

【毛巾操建議】

- P64 伸展×前彎
- P72 平躺×轉腰

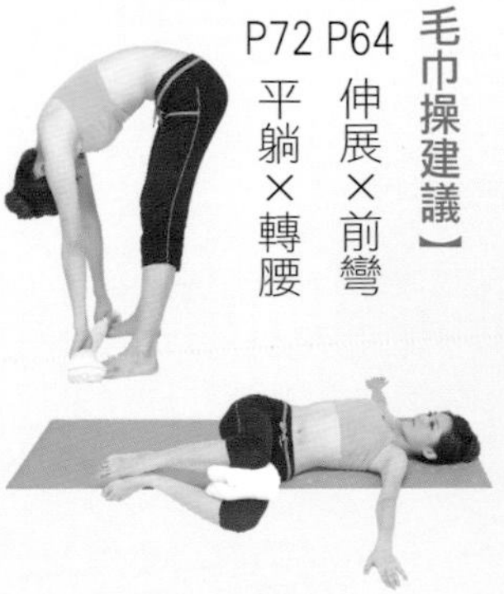

DAY 7~13

經後期：瘦身速效期

【身體特徵】

- 體溫較高。
- 新陳代謝加快。
- 皮膚變得細緻、有光澤。
- 減重最佳黃金時期。

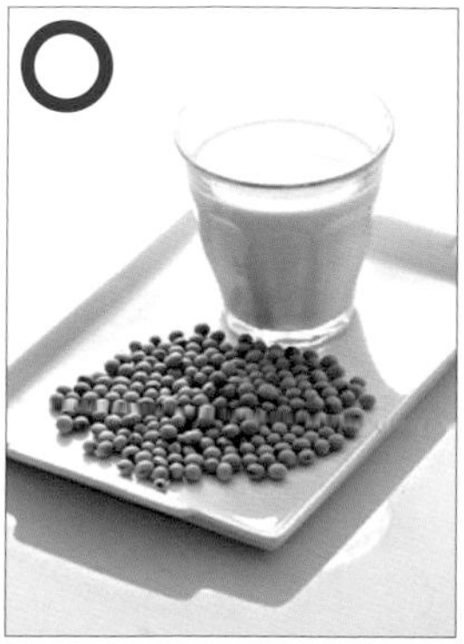

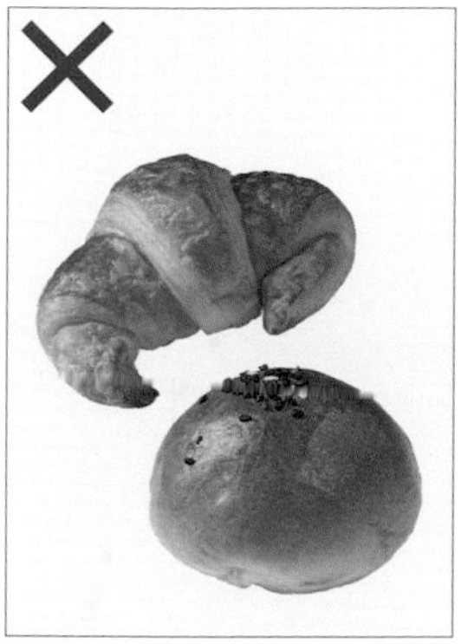

【飲食建議】

- 飲食控制得宜即體重易降。
- 每日攝取總熱量控制從1千5百大卡降為1千大卡，每日減少熱量5百大卡，一個月可減重0.5~1公斤。
- **宜多吃：**蛋白質食物吃了比較不會餓，如白煮蛋、水煮雞魚、豆奶等；有助修護身體、長肌肉，讓身體緊實。
- **宜少吃：**澱粉類要減量，如飯、麵包、麵條、蛋糕等。
- **禁忌吃：**油炸物是身材大忌。料理方法以生食或涼拌保有天然酵素，或清蒸、水煮、無醬料火烤為佳，青菜盡量採用生食、水炒。

【運動建議】

- 可進行高強度運動。
- 著重出汗、燃脂減重效果，雕塑健美運動更佳。
- 建議每週運動做操3次，每次30分鐘以上。

【毛巾操建議】

- P67~P81 養肌力毛巾操

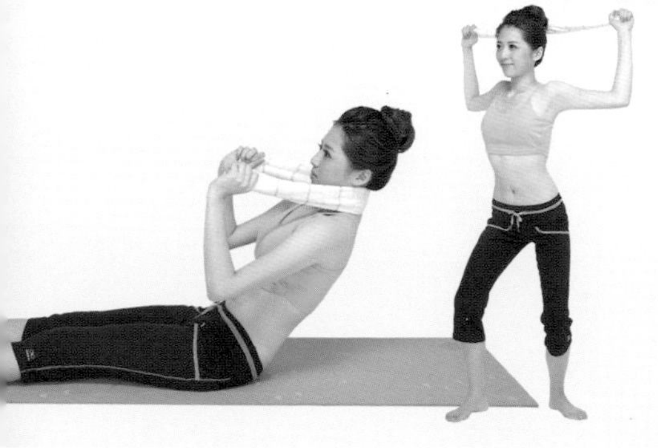

DAY 14～20

排卵期：瘦身平快時期

【身體特徵】
- 進入減重平快期，較緩慢但持續有效。
- 皮膚開始出現油膩、暗沉、粉刺、粗糙問題。
- 精神體力很好，食慾也漸增，要注意食量不要暴增。

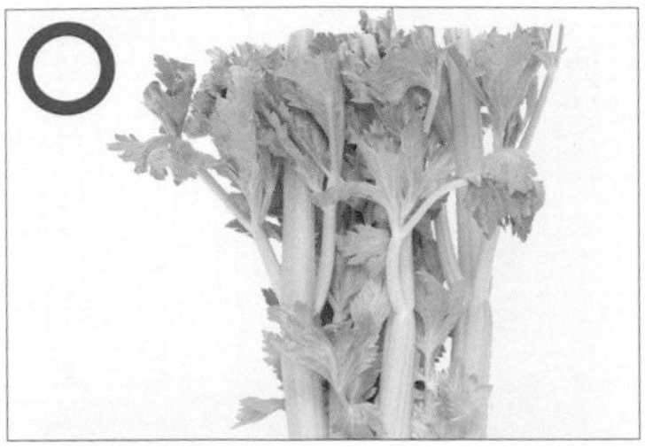
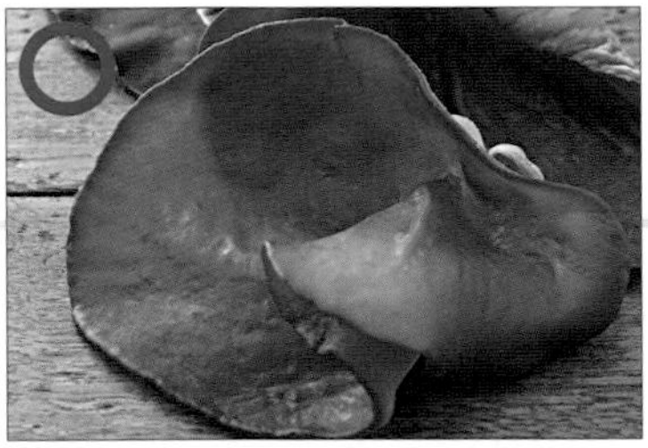
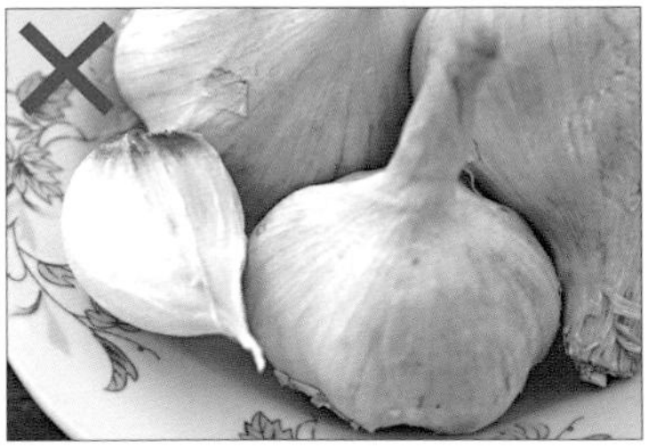

【飲食建議】
- **宜多吃**：食慾增加時，多選擇低卡高纖食物：仙草、蒟蒻、竹筍、黑木耳、西芹等，明顯增加飽足感。
- **禁忌吃**：避免辛辣燥熱的食物，如辣椒、大蔥、大蒜、胡椒、生薑、肉桂。

【運動建議】
- 利用排卵期，多做瘦腿運動。
- 此時做操可比平時多消耗16％熱量，減去更多腿肚的脂肪，也避免水腫。

【毛巾操建議】
- P58 扭腰×抬臀
- P62 坐椅×抬膝
- P67～P81 養肌力毛巾操

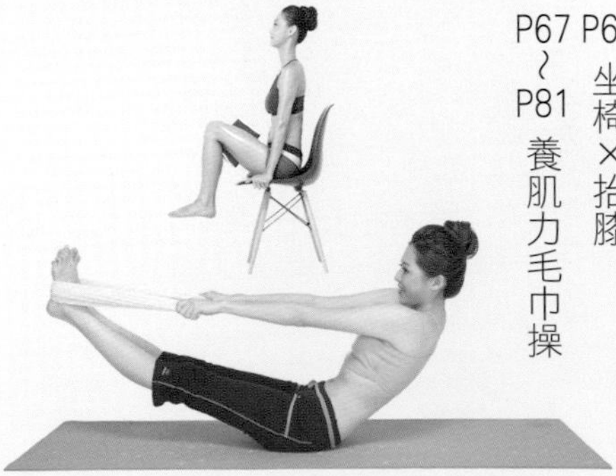

DAY 21～28
經前期：瘦身緩慢時期

【身體特徵】

・進入減重緩慢期，甚至因為水腫而體重增加。

・皮脂、黑色素分泌旺盛，角質堆積、毛孔粗大，粉刺和痘痘全報到！

・因內分泌作用旺盛，容易心情浮躁。此時各種身心不適綜稱「經前症候群PMS」。

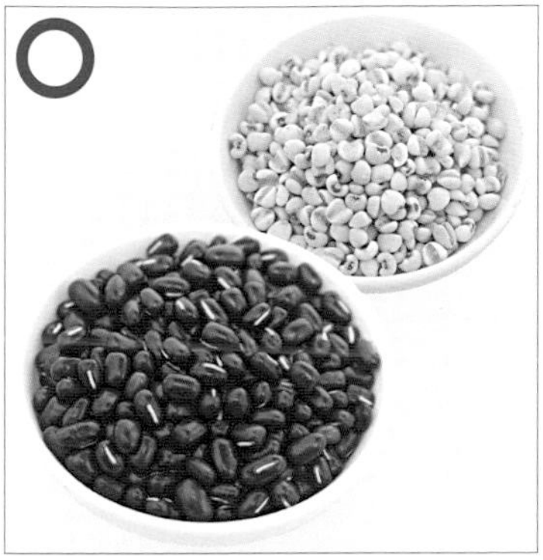

【飲食建議】

・**宜多吃：**利水消腫的食物如：薏仁、綠豆、紅豆、冬瓜。

・**宜多吃：**花生、腰果等含鎂食物有助消除浮腫，可補充經前症候群體內常缺少的微量元素鎂。

・**宜多吃：**大量的鈣有益月經週期順行，如：優酪乳、起司等低脂奶製品。

・**禁忌吃：**避免油炸、太鹹食物，會影響內分泌和腎臟排水作用。

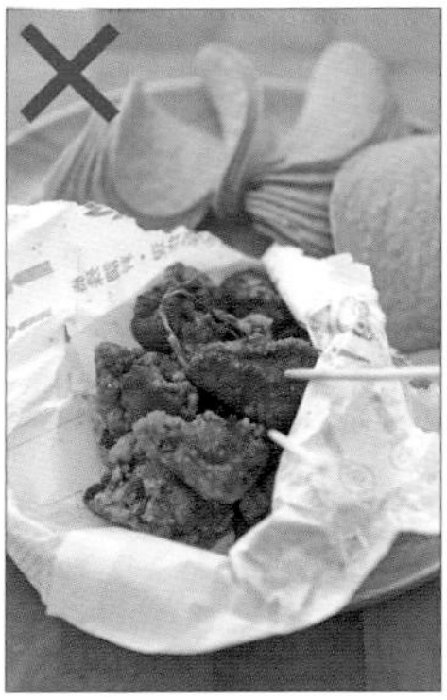

【運動建議】

・因為荷爾蒙密切作用，會感覺乳房在經前期「有點膨脹」，可多做擴胸、提胸體操讓乳腺和淋巴暢通，有助防癌和發展「事業線」。

・多做有助排水的有氧體操，如毛巾操、瑜伽。

【毛巾操建議】

・P84 挺胸×提腹

・P86 直腰×擴胸

・P90 推手×轉腰

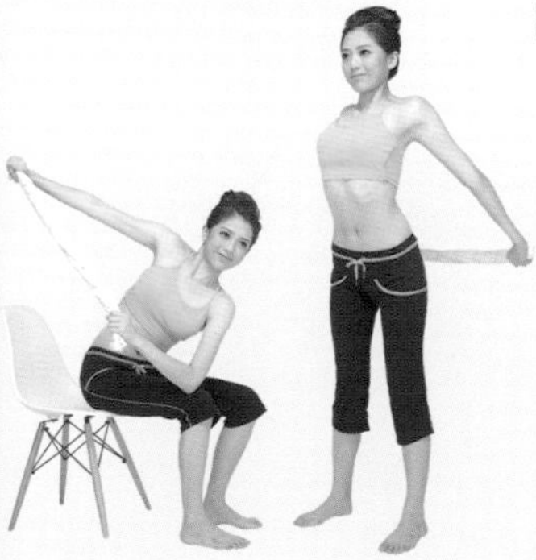

善用記錄表！想要成功瘦肚子，就要「分分計較」腰圍變化！

減肥要減的是「脂肪」，不是「肌肉」。體脂肪容易最囤積在腰腹部，所以我建議，至少**「每週量一次體重、量一次腰圍」**，記錄腰圍曲線，觀察脂肪消長，才能確實控制好體重和曲線。

【表格用法說明】

（1）請依目前的腰圍公分、體重公斤、體脂肪百分比，於**表格1．2**的縱軸設定填入適當級距。如若每一個小刻度為500克，那兩條粗線間的範圍就是5公斤；若每一小刻度設為1公斤，則兩條粗線間的範圍就是10公斤。

（2）各表的橫軸「1週」的單位也可改為「1天」。

（3）正確量腰圍的方法見第18頁。

（4）用尺量得「腰圍」公分數，點在**表格1**該週或該天縱軸上。

（5）用體重計、體脂計量「體重」與「體脂肪率」，點在**表格2**該週或該天縱軸上。

（6）把各表數週或數天的點連成線，即可看出「瘦肚減肥」的變化成果！

表 1：腰圍尺寸記錄表

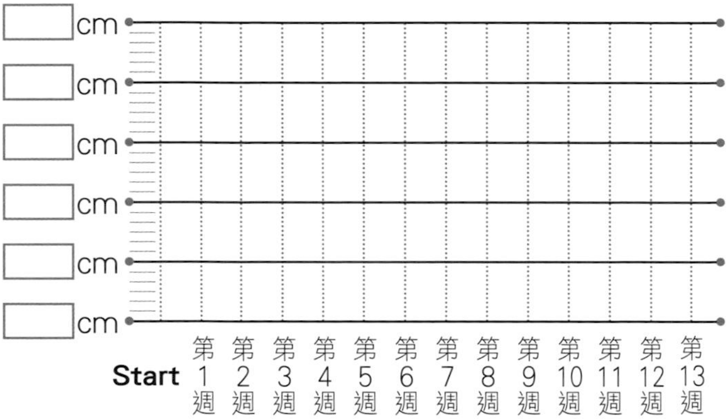

cm
cm
cm
cm
cm
cm
Start
第1週 第2週 第3週 第4週 第5週 第6週 第7週 第8週 第9週 第10週 第11週 第12週 第13週

表 2：體重／體脂肪記錄表

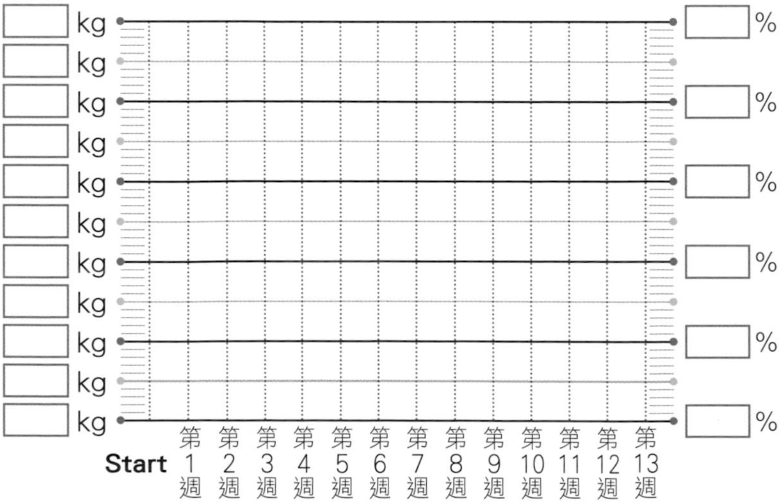

kg
kg
kg
kg
kg
kg
kg
kg
kg
kg
kg
%
%
%
%
%
%
Start
第1週 第2週 第3週 第4週 第5週 第6週 第7週 第8週 第9週 第10週 第11週 第12週 第13週

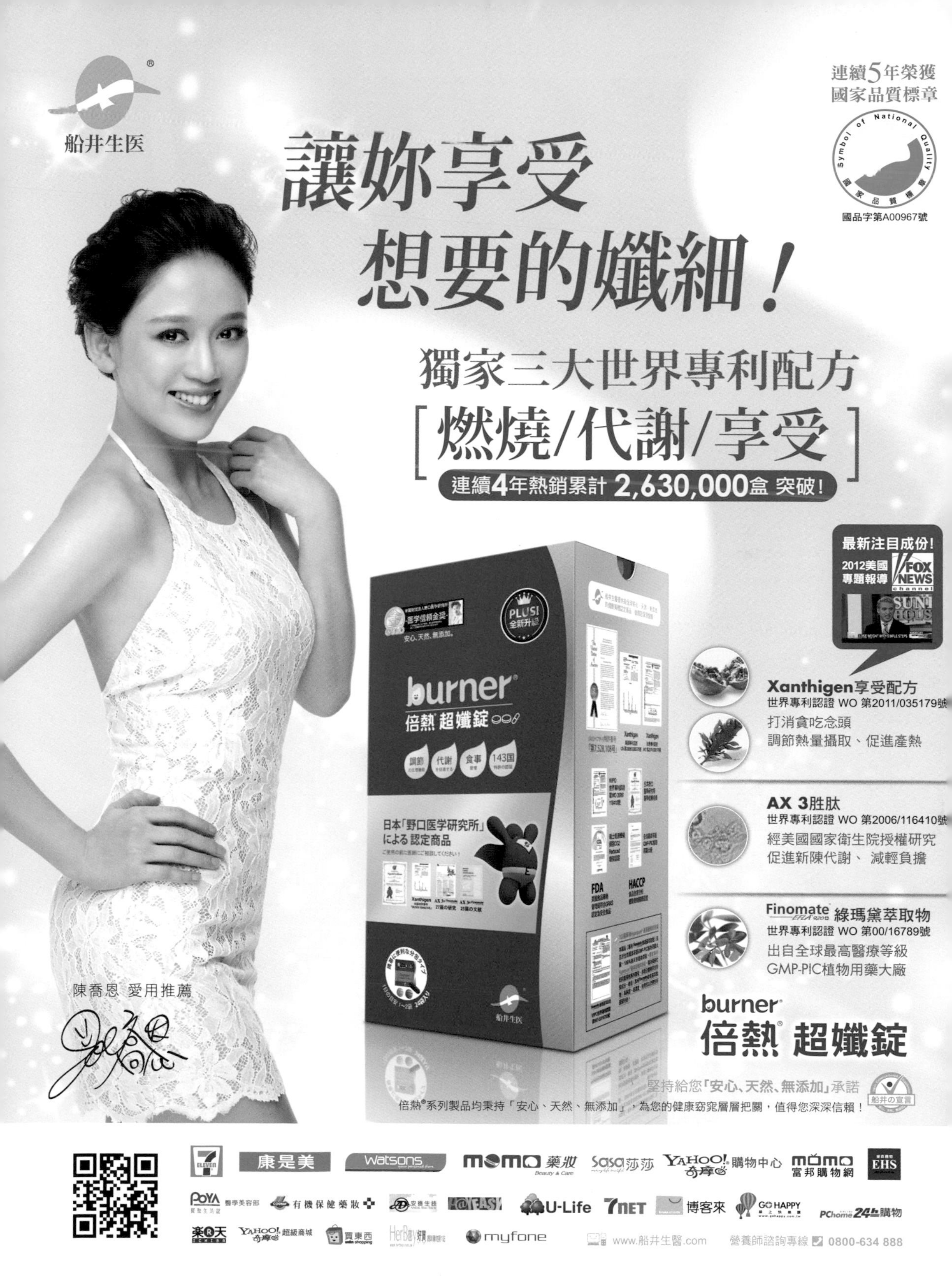

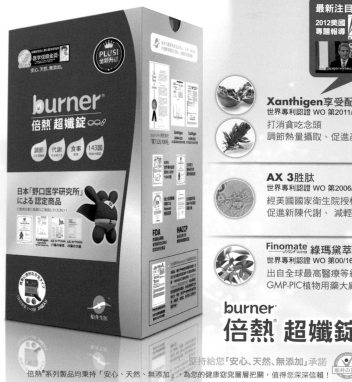

船井生医
連續5年榮獲
國家品質標章
Symbol of National Quality
國家品質標章
國品字第A00967號
讓妳享受
想要的孅細！
獨家三大世界專利配方
[燃燒/代謝/享受]
連續4年熱銷累計 2,630,000盒 突破！
最新注目成份！
2012美國專題報導
FOX NEWS channel
burner
倍熱 超孅錠
PLUS! 全新升級
安心、天然、無添加。
調節
代謝
食事
143国
日本「野口医学研究所」による認定商品
FDA
HACCP
船井生医
Xanthigen享受配方
世界專利認證 WO 第2011/035179號
打消貪吃念頭
調節熱量攝取、促進產熱
AX 3胜肽
世界專利認證 WO 第2006/116410號
經美國國家衛生院授權研究
促進新陳代謝、減輕負擔
Finomate EFLA 920 綠瑪黛萃取物
世界專利認證 WO 第00/16789號
出自全球最高醫療等級
GMP-PIC植物用藥大廠
burner
倍熱 超孅錠
陳喬恩 愛用推薦
堅持給您「安心、天然、無添加」承諾
船井の宣言
倍熱®系列製品均秉持「安心、天然、無添加」，為您的健康窈窕層層把關，值得您深深信賴！
7-ELEVEN
康是美
Watsons
momo 藥妝 Beauty & Care
sasa 莎莎
YAHOO! 奇摩 購物中心
momo 富邦購物網
EHS
POYA 寶雅生活館 醫學美容部
有機保健藥妝
安麗生技
U-Life
7NET
博客來
GO HAPPY
PChome 24h購物
樂天
YAHOO! 奇摩 超級商城
買東西
HerBuy
myfone
www.船井生醫.com
營養師諮詢專線 0800-634 888

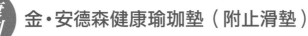

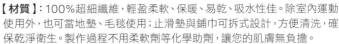

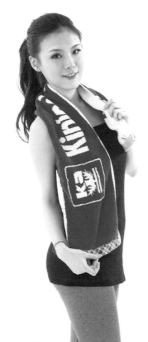

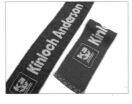

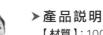

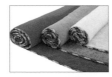

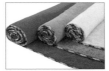

健康樹系列38

不讓你多胖1公分！

有感の10秒瘦肚減肥操

一條毛巾 7天腰圍小3吋．10天體重少3公斤！

韓流天團．宅男女神都在做的「超神效毛巾減重塑身法」！

國家圖書館出版品預行編目（CIP）資料

不讓你多胖1公分！10秒有感の瘦肚減肥操：一條毛巾7天腰圍小3吋，10天體重少3公斤！韓流天團・宅男女神都在做的「超神速毛巾減重塑身法」！ / 呂紹達作.
--初版. --新北市：蘋果屋, 檸檬樹, 2013.03
面； 公分. --（健康樹系列；38）
ISBN 978-986-6444-56-2（平裝附數位影音光碟）
1.健身操 2.運動健康 3.減重
411.711 101025992

作者 呂紹達醫師
執行編輯 陳宜鈴
封面內頁設計 何偉凱・莊勻青
平面攝影 子宇影像工作室
示範藝人 林采緹
藝人經紀公司 勝駿娛樂
藝人髮型 黃健峰Kyo（0936-369-525）
藝人化妝 張鈺旻Yumi（0987-075-335）
內頁模特兒 琳琳・逸歡（金星經紀）・Mona・思妮（多利安）
光碟攝影 洋果影像工作室
光碟剪接 陳宜鈴・花錄水影像工作室
光碟模特兒 逸歡・賴韻傑
模特兒梳化 賴韻年（0931-124-808）
插畫 俞家燕・525工作室・夢想國工作室

發行人 江媛珍
發行者 蘋果屋出版社有限公司（檸檬樹國際書版集團）
地址 新北市235中和區中和路400巷31號1樓
電話 02-2922-8181
傳真 02-2929-5132
電子信箱 applehouse@booknews.com.tw
蘋果書屋 http://blog.sina.com.tw/applehouse
臉書FACEBOOK http://www.facebook.com/applebookhouse

社長 陳冠蒨
副主編 陳宜鈴・顏佑婷
編輯 張晴宜
日文編輯 王淳蕙
美術組長 何偉凱
美術編輯 莊勻青
美編助理 吳胤宏
行政組長 黃美珠

製版・印刷・裝訂 皇甫彩藝印刷股份有限公司
法律顧問 第一國際法律事務所 余淑杏律師

代理印務及全球總經銷 知遠文化事業有限公司
地　址：新北市222深坑區北深路三段155巷25號5樓
電　話：02-2664-8800
傳　真：02-2664-0490
博訊書網：www.booknews.com.tw

ISBN：978-986-6444-56-2
定　價：280元
出版日期：2013年03月
初版10刷：2014年10月
劃撥帳號：19919049
劃撥戶名：檸檬樹國際書版有限公司
※單次購書金額未達1000元，請另付40元郵資。

蘋果屋 APPLE HOUSE

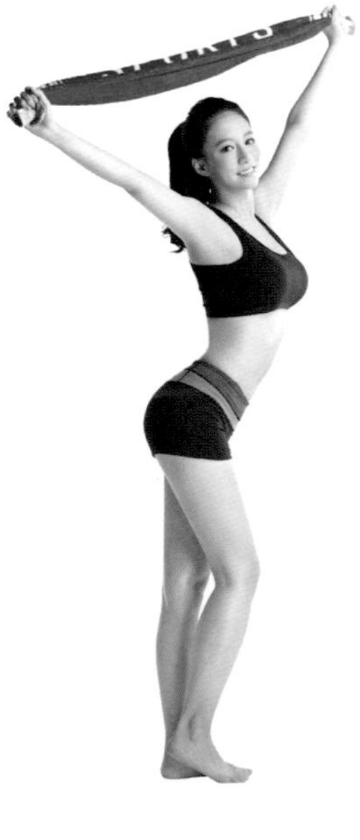